智能化医院保障支持系统服务与管理丛书

智能化医院空间规划新实践

主编　李常生

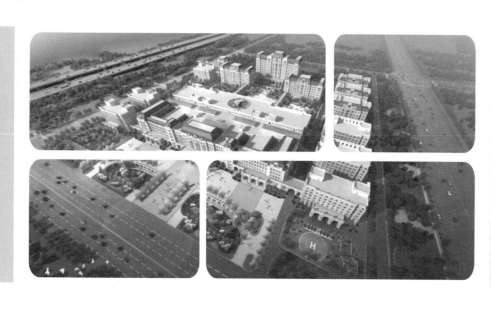

郑州大学出版社

图书在版编目（CIP）数据

智能化医院空间规划新实践／李常生主编. — 郑州:郑州大学出版社,2023.10
（智能化医院保障支持系统服务与管理丛书）
ISBN 978-7-5645-9961-4

Ⅰ. ①智… Ⅱ. ①李… Ⅲ. ①医院 – 管理 – 信息化建设 – 研究
Ⅳ. ①R197.324

中国国家版本馆 CIP 数据核字(2023)第 184880 号

智能化医院空间规划新实践

ZHINENGHUA YIYUAN KONGJIAN GUIHUA XIN SHIJIAN

策划编辑	李龙传		封面设计	曾耀东
责任编辑	张 楠		版式设计	苏永生
责任校对	吕笑娟　胡文斌		责任监制	李瑞卿

出版发行	郑州大学出版社		地　址	郑州市大学路40号(450052)
出版人	孙保营		网　址	http://www.zzup.cn
经　销	全国新华书店		发行电话	0371-66966070
印　刷	河南龙华印务有限公司			
开　本	787 mm×1 092 mm　1 / 16			
印　张	10.25		字　数	224 千字
版　次	2023 年 10 月第 1 版		印　次	2023 年 10 月第 1 次印刷

书　号	ISBN 978-7-5645-9961-4		定　价	49.00 元

本书如有印装质量问题,请与本社联系调换。

编委名单

主　　编	李常生
副 主 编	张红霞　陈瑞珍　王保华　秦立峰
	李洪彦　关　新　白欧飞　蔺宏源
编　　委	（按姓氏笔画排序）
	王　雨　王建闯　方慧玲　田　兴
	白　莉　李　强　李文超　张卫兵
	张永忠　张红彬　张明硕　陈　新
	赵　森　赵飞虎　聂方鼎　夏晨辉
	徐夏龙　凌阳阳　高丙南　涂尚忠
	桑浩辉　曹　罡　曹　硕　蔡子尚
	薛红斌
编写秘书	王保华
学术支持	雷新强　孙维佳　王佩尧　刘建志
	张玉显　秦冠华

创作协作单位

河南省胸科医院

河南省儿童医院

河南省洛阳正骨医院

信息产业电子第十一设计研究院科技工程股份有限公司

大成工程咨询有限公司

河南卓恒建设发展有限公司

河南江尚智能建设有限公司

河南邦安建设发展有限公司

河南省京襄建设工程有限公司

天一建设发展有限公司

河南今巢建设工程有限公司

序

人民健康是民族昌盛和国家强盛的重要标志,医院是保障人民健康的主要阵地。

目前,在医院的空间环境设计中,以改善患者就医体验为主要目的医疗建筑备受关注。

医疗建筑的设计不仅要考虑建筑的外观、结构、布局、功能,更要考虑到医疗服务全流程的立体展现,从病人入院、咨询接待、等待就医、医生诊断、检查治疗、费用结算,乃至病人离院等方方面面。除此之外,还要考虑到病人的情感需求,如舒适性、安全性、隐私性等。因此,在医疗建筑的设计中还要注重颜色搭配、家具摆放、灯光布置等,以营造出宜人、舒适、安全、便捷的就医环境。同时,医疗建筑的管理也需要机电智能化,如智能导诊、自助挂号、在线问诊、医疗物联网等。

本书以智能化医院空间规划布局为主题,旨在引导医院基础建设管理人员积极探索行之有效、合理规范的建设管理措施和创新手段,全面提升医疗服务环境,满足人民对美好医疗服务环境的需求。本书重点呈现人性化的医疗环境规划与流程设计;科技发展如何与医疗空间有机融合;新一代的智能感应设备如何在医院机电动力系统集中展现;探索"中国式现代化"医院设计新理念,以适应新时代医院建设面临的新形势、新变化。

2023 年 5 月

前 言

建筑不仅能够改善我们的工作和生活环境，还能够丰富人的内心体验，调节情绪，对身心健康产生积极影响，并能够改变对健康和积极活动不利的因素。因此，通过空间规划改变人们的生活环境和生活方式可以创造积极健康环境的机会，这对于医院这种医疗机构来说意义更为重大，因为医院的环境和建筑设计对于患者的治疗和康复非常重要。

回顾我国医院建设的发展历程，可以清晰地看出我国医疗设施由少到多，渐进增加，其分布也由城市到农村，逐步伸延，到近期出现了由低标准到高标准跨越的新阶段。在这个新的发展时期里，如何为广大群众提供更好的医疗保健服务，建设能够满足广大患者医疗服务需求的各类医疗设施，实现较低投入较高产出，需要医疗建设者们付出更大的努力。

尽管由于历史原因和地理区域的差异使得我国医疗设施建设目前还存在一些不平衡和不足，但我们可以从以下几个方面入手进一步提高医疗服务水平。

（1）加大投入：优化医疗设施建设标准。中央和地方政府应该加大投入，提高医疗设施建设标准，特别是在中西部地区和农村地区，应该加快建设医疗设施，缩小与沿海地区的差距。

（2）加强医疗设施的管理和维护：现有的医疗设施也需要加强管理和维护，保证其正常运转和使用寿命。

（3）推广医疗技术和知识：除了医疗设施的建设，还需要推广医疗技术和知识，提高医护人员的专业水平，为患者提供更好的医疗服务。

（4）建立健全的医疗保障体系：除了医疗设施的建设和管理，还需要建立健全的医疗保障体系，为患者提供全方位的医疗保障服务。

国家卫生健康委和国家中医药管理局联合印发《公立医院高质量发展促进行动（2021—2025 年）》。医院的核心发展目标是通过精益方法减少浪费，提升患者就医体验和员工工作体验，从而改善医疗服务质量和提升效率。然而，医疗建筑的功能、工艺流程、专业系统、建筑设备和工艺设备种类、资源整合等都具有高度复杂性。绿

1

色医院、节能医院、智慧医疗、弹性医院等时代要求进一步加剧了医疗建筑工程管理的易变性、不确定性、复杂性和模糊性。在医疗建筑工程管理实践过程中，医院基建管理者需要有勇气和智慧，用强烈的工程项目使命感来应对易变性，通过快速的迭代来应对不确定性，通过系统的降解应对复杂性，通过恰当的敏捷来应对模糊性。

因此，我们需要更多的理论探讨和实践经验来应对这些挑战。本书以智能化医院空间规划为视角，对医院建设和交付使用所涉及的各项医院建设程序和设计规划作了相关阐述，针对新建和改扩建医院的流程和布局进行了理论探讨，同时客观分析了交付模式和医院空间使用中存在的问题，并对今后的发展提出了路径建议。全书从医院管理者的视角剖析了建设过程控制和管理的路径，供广大同行参考。

李常生

2023 年 5 月

目　录

第一章　医院建设工程项目 ……………………………………………… 001
　　一、医院建设工程项目的界定 ………………………………………… 002
　　二、医院建设工程项目的特点 ………………………………………… 003

第二章　医疗建设管理模式 ……………………………………………… 005
　　一、DBB 模式 …………………………………………………………… 005
　　二、EPC 总承包模式 …………………………………………………… 006
　　三、PMC 模式 …………………………………………………………… 007
　　四、IPMT 模式 ………………………………………………………… 008
　　五、IPD 项目集成交付模式 …………………………………………… 009

第三章　医院项目建设的程序 …………………………………………… 011
　　一、项目前期启动阶段 ………………………………………………… 011
　　二、投资决策阶段 ……………………………………………………… 015
　　三、设计阶段(含工艺设计) …………………………………………… 020
　　四、施工阶段 …………………………………………………………… 027
　　五、医院建设程序的主要特点 ………………………………………… 035

第四章　医院总体规划 …………………………………………………… 038
　　一、总体规划包含的内容 ……………………………………………… 038
　　二、总体规划在医院建设中的重要意义 ……………………………… 039
　　三、功能区的划分与总体布局 ………………………………………… 040
　　四、功能区总体布局的基本原则 ……………………………………… 041
　　五、医院建筑空间组合模式 …………………………………………… 043
　　六、医院交通流线组织 ………………………………………………… 044
　　七、医院中人的交通组织 ……………………………………………… 045
　　八、高效流程改进与变革管理在总体规划中的应用 ………………… 046

1

第五章　医院的改扩建技术 ·· 050

 一、医院改扩建的程序 ··· 051

 二、前期项目规划的内涵与实践 ··· 051

 三、改扩建总体布局的内涵与实践 ··· 053

 四、医院单体设计的内涵与实践 ··· 054

第六章　降灾减灾的设计理念 ·· 060

 一、医院建设项目设计管理的概念 ··· 060

 二、设计管理阶段划分及主要内容 ··· 061

 三、医院建设项目设计管理模式 ··· 064

 四、医院建筑各阶段的设计管理 ··· 066

 五、医院建筑的前瞻性设计 ··· 068

第七章　医疗工艺设计流程管理 ·· 072

 一、医疗工艺设计管理原则 ··· 075

 二、医院安全性、可靠性和专业性设计 ································· 077

 三、机械、电气基础设施设计的安全性和可靠性 ··············· 082

第八章　医院以人为本的环境规划与建设 ······························· 085

 一、医院园林绿化设计的概念 ··· 085

 二、医院园林绿化设计的要点 ··· 086

 三、医院建筑屋顶绿化设计要素 ··· 088

 四、医院建筑夜景照明的设计要点 ··· 094

 五、医院建筑引导指示系统设计要点 ····································· 095

第九章　服务理念下的物流传输系统规划与设计 ··················· 098

 一、传输系统分类 ··· 098

 二、物流传输系统设计的立足点 ··· 102

 三、物流传输系统的质量、性能及技术要求 ························· 105

第十章　项目进度质量管理 ·· 111

 一、项目进度管理内容 ··· 113

 二、项目进度管理方法 ··· 114

 三、项目质量管理 ··· 116

 四、项目管理过程中常见问题 ··· 118

第十一章　基建档案管理 ·· 123

 一、基建档案的特点 ··· 123

 二、基建档案管理在医院发展建设中的作用 ······················· 124

 三、完善医院基建档案管理 ··· 124

四、提高基建档案管理人员素质 ……………………………………… 125

第十二章　风险管理 …………………………………………………… 127

一、基建项目风险特征 ……………………………………………… 127

二、基建项目风险管理过程及方法 ………………………………… 128

三、风险识别的内容及方法 ………………………………………… 128

四、风险评价的内容及方法 ………………………………………… 130

五、风险应对的策略和步骤 ………………………………………… 131

六、医院基建项目风险评价指标体系 ……………………………… 132

第十三章　移交使用管理 ……………………………………………… 136

一、移交组织与实施 ………………………………………………… 136

二、调试流程 ………………………………………………………… 137

三、移交确认和入住后评价 ………………………………………… 138

第十四章　在医院建设项目中应用的技术 …………………………… 140

一、建筑信息模型技术在医院建设项目中的应用 ………………… 140

二、实物模型在医院建设项目中的应用 …………………………… 144

三、虚拟展示在医院建设项目中的应用 …………………………… 145

四、工艺流线模拟分析在医院建设项目中的应用 ………………… 146

五、高峰值测算 ……………………………………………………… 147

参考文献 ………………………………………………………………… 148

第一章　医院建设工程项目

我国的医疗卫生市场具有非常庞大的规模和增长潜力,目前已有的医疗建设不能够满足人们对医疗服务的需求。特别是在突发病情时,医疗资源的短缺和不足往往会给病人造成严重的困扰和压力。因此,为了缓解这种压力,缓解看病难,要发挥全国各省、市医疗服务机构的带动和辐射作用,从而推动全国医疗服务事业的整体水平提升。根据我国国情发展的现状和国家卫生规划的总体目标,要大力扶持和发展医疗事业,并提高医疗服务的质量和效率。

在这个背景下,建设现代化、智慧化综合医院的数量还急需增加,规模也需要进一步扩大。这些新的医院将能够缓解医疗资源不足的问题,为更多的人提供医疗服务。此外,医疗设施的增强和全民族健康素质的提高也是社会主义现代化建设的重要目标。因此,我国卫生医院建设工程的发展还处于医疗建设的关键阶段,医院建设工程的步伐只能不断前进。为此,政府将继续投入资金和资源,大力支持医疗事业的发展,建设更多、更好的医疗设施,提高医疗服务的质量和效率,为人民群众提供更加便捷、高效、优质的医疗服务。

然而,我国医院建设工程项目在建设过程中还存在着一些问题,比如对于工程前期预算粗略的问题,我们需要更加细致地规划预算,并对预算进行多次审查和修改,以确保我们在施工过程中不会浪费资源或超出预算。此外,我们可以通过与其他项目经理和工程师们交流、讨论以及参考其他先进的预算规划方案来寻求解决方案。

在医院建设工程复杂程度高、前期设计不到位的情况下,我们需要在工程前期更加仔细地进行设计,以确保工期不会因为修改过多而拖延。对于那些工期很紧的医院建设工程,我们需要在项目前期就进行充分的计划,将所有的环节和任务细化、分解,制定详细的时间计划表和阶段性目标,并在实施过程中加强监督和管理。这样,我们可以保证项目进度的合理安排,避免由于时间紧迫而出现的质量问题和安全事故。

在工程的规划和实施阶段,如果对环境和安全的保障措施不到位,则建设过程中资源消耗巨大,对周边环境的污染大,安全事故发生多。为了解决这些问题,我们需要在项目前期就充分考虑环境和安全问题,制定详细的环境和安全管理计划,并在实施过程中加强监督和管理。我们还可以在实施过程中采用环保能源、绿色建筑材料等技术手段,减少对环境的污染,同时加强安全培训,提高工人的安全意识。这样,我们可以实现项目的可持续发展,为环境和社会作出贡献。

传统工程项目的管理将各目标和项目全寿命周期过程割裂,各参与方只追求自身的利益,片面追求单个目标的最大值或最小值,忽视了建设项目目标之间的互相影响。因此,我们需要更加注重项目管理,采取更加综合的方法来平衡各个目标之间的关系,以确保我们能够同时实现多个目标。我们可以借鉴其他成功项目的管理经验,探索新的管理模式和方法,推动医院项目管理的创新和发展。

为了更好地解决这些问题,相关部门和行业专家正在联合商讨制定建设项目传统目标的建设标准和审查要求。在建筑工程领域,绿色施工评价标准和绿色施工规范相继颁布,对推动绿色施工评价意义深远。2013年初,国务院办公厅颁布了一号文件《关于推进绿色建筑行动方案的通知》,文件中要求政府投资的国家机关、学校、医院、博物馆、科技馆等建筑从2014年起全面执行绿色建筑标准,强化绿色施工标识管理。2020年1月1日起施行的《医院建筑绿色改造技术规程》,根据医院建筑绿色改造特点,对医院建筑绿色改造、安全升级、环境改善提出了详细的指导意见。这些措施表明,我国医院建设正在经历一个不断升级的过程。在未来,选择合适的项目管理方法以及综合考虑经济目标(工期、成本、质量)和社会效益目标(安全、环境影响)将成为医院建设项目的必然趋势。

一、医院建设工程项目的界定

医院建设工程项目是一种新建、扩建和装修工程,用于医学治疗、科学研究、观摩学习等方面。这些项目的建设要求比一般的建设项目更高,因为服务对象是前来就诊的各类病人,需要考虑到不同病人的不同治疗需求和人文环境的要求。为此,在医院建设项目中需要采用更为复杂和细致的施工环境、施工工艺和功能使用方案。

虽然医院建设项目的建设要求较高,但目前我国医院建设项目的管理存在一个紧迫的问题,即未形成一套医院建设项目科学有效的理论和实践体系。现有的医院建设管理和操作都是参考一般工程建设过程,这种做法往往会出现操作不适用,造成资源浪费、质量达不到标准等问题,导致医院建设项目整体使用寿命达不到预期。

因此,在医院建设项目的管理和操作方面,需要建立一套科学有效的理论和实践体系,以确保项目的顺利进行和质量的达标。这也就意味着需要对医院建设项目的特性进行深入研究,并针对性地制定管理和操作方案。同时,在医院建设项目中,应注重满足不同病人的治疗需求和考虑人文环境的要求,以提高项目的使用寿命和服务质量。因此,与一般工程建设过程相比,医院建设项目需要更加复杂和细致的管理和操作方案,以确保项目能够顺利完成并达到预期效果。

为了建立这样的一套科学有效的理论和实践体系,我们需要进一步探究医院建设项目的特性。这些项目的特性包括但不限于不同病人的不同治疗需求、不同部门的不同功能需求、医疗设备的特殊要求、医院环境的特殊要求等。在制定管理和操作方案的过程中,我们需要综合考虑这些因素,并且根据不同的项目特点制定相应的方案。

同时,在医院建设项目中,我们也需要注重人文环境的建设。这包括但不限于医院的照明设计、色彩搭配、空气流通等方面。只有注重人文环境的建设,才能够提高项目的使用寿命和服务质量,让病人和医务人员都能够在良好的环境中工作和生活。

在医院建设项目的管理和操作方面,我们还需要注重团队建设。这些项目的成功离不开一个高效的团队,需要有专业的医院建设团队来负责项目的管理和操作。这个团队需要包括建筑师、工程师、医疗设备专家、环境专家等。只有这样,才能够确保医院建设项目的顺利进行和质量的达标。

建设工程项目主要是指以医院需求为导向,在总体组织施工设计的基础上形成的建设工程。建设工程项目全过程包括设计、勘查、施工和运营。

其主要特征如下。

1. **目标明确性**　建设工程项目都是对既定目标实施的建设工程项目过程。

2. **唯一性**　每个建设工程项目所处的环境、时间等都各不相同,每个项目都要进行专门的定制化服务,不可以批量生产。

3. **整体性**　所有建设工程项目都包括可行性研究、项目施工、运行结算等阶段,各个子系统之间相互作用、相互联系,构成不可分割的整体。

4. **复杂性**　建设工程项目具有工期长、涉及范围广、专业性强等特点,需要各个环节之间相互配合,使得施工过程难度较大。

5. **风险性**　建设工程项目规模大、持续时间长,容易受到政策等外部环境的影响,增加建设工程项目的风险。

二、医院建设工程项目的特点

(一)项目专业性强、医疗工艺流线复杂

医院建设工程项目属于专业性较强的公共建筑项目。由于医院规模较大,科室众多,有些医院还集医疗、教学、科研和预防保健为一体,因此医院建设项目对医疗功能单元规模配置和工艺流线设计有着较高的要求。此外,医院建设工程项目还要考虑到医疗行业的特殊性,例如病房、手术室、ICU等区域的布局,以及病床数量、医疗设备的配备等。为了更好地满足医疗行业的要求,医院建设工程项目需要在医疗工艺流线设计方面进行更加详细的规划。例如,在手术室设计中,需要考虑到手术流程的需要,手术室的布局必须合理,不同的手术室之间必须有足够的距离,以免手术之间互相干扰。在手术室的设备选择和配置方面,则需要考虑到不同种类手术的需要,选择适合的设备,并保证设备的质量和性能。

(二)医疗专项系统多且复杂

医院建设工程项目包含了医用洁净、医用气体、物流传输、医用中央纯水等多种专项系统。这些专项系统在建设上有别于其他传统公建类项目,其建设涉及与主体土建工程的配合与衔接。因此,医院建设工程项目需要考虑到这些专项系统的建设,以保障医院的正常运营。

在医疗专项系统的建设中,需要考虑到不同系统之间的协调配合。例如,在医用气体系统的建设中,需要考虑到各种气体的配比和储存问题,同时还需要考虑到气体的输送和使用,以保证医院的正常运营。

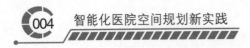

(三)医疗设备多,设备安装复杂

医院建设工程项目除了拥有传统公建项目的机电设备安装外,还有许多的医疗专用设备。这些设备的配合衔接工作复杂,尤其在设备进场计划安排、基础制作、设备定位、进场路线设计及设备吊装等方面都有较高的要求。因此,医院建设工程项目需要考虑到这些设备的安装,以保障医院的正常运营。

在医疗设备的安装中,需要考虑到设备的选择、设备的安装位置和设备的维修保养等问题。例如,在选择设备时,需要考虑到设备的品牌、性能和价格等因素,以确保设备的质量和性能。在设备安装位置的选择上,需要考虑到设备的使用要求,以及医院的空间布局和环境要求等。在设备的维修保养方面,需要制定科学的维修保养计划,及时对设备进行维修和保养工作。

(四)个性化功能要求高

在功能化设计过程中,不仅要满足医院基本使用功能,还要满足医院各科室对布局的需求。医院的不同科室有着不同的功能要求,因此,在设计和建设过程中需要与使用方保持密切沟通,并将这些需求予以实现。

在医院建设工程项目中,需要考虑到功能化设计的实现。例如,在手术室的设计中,需要考虑到各种手术的不同需求,以及手术室的空间布局和功能布局等。在病房的设计中,需要考虑到病人的舒适度和功能性要求,以及医护人员的工作环境和工作流程等。在不同科室的布局设计中,需要考虑到科室的功能特点和使用要求,以及医院的整体规划和设计。

(五)安全标准高

医院是人流量高度密集的公共建筑,也是重要的民生工程。医院的设计和建设除了满足病人人身安全,也要保障医护人员防护安全。为此,医院建设项目需要考虑到安全标准的要求,例如,防火、防盗等安全措施。

在医院建设项目中,需要考虑到安全标准的要求。例如,在病房的设计中,需要考虑到病人的人身安全和防盗要求,以及医院的消防设施和逃生通道等。在手术室的设计中,需要考虑到手术室的防火要求,以及病人的安全和医护人员的防护等。在医院建设工程项目中,需要制定科学的安全标准和相应的安全措施,以保障医院的安全运营。

医院建设工程项目的规模和复杂性要求在设计和建设过程中需要考虑到医疗行业的特殊性,为了更好地满足医疗行业的要求,需要进行更加详细的规划。此外,在医疗专项系统、医疗设备、个性化功能品质、安全标准等方面也有着较高的要求。因此,在医院建设工程项目中,需要充分考虑到这些要求,以保障医院的正常运营。

第二章

医疗建设管理模式

医院建设工程项目是公共建筑项目中最为复杂且难度最大的一类工程。这是因为医院建设项目涉及多个专业领域,包括综合性、复杂的功能需求和高度的专业技术要求。针对这些复杂性,建设项目管理工作的优化及落实就成了项目管理团队面临的最大问题。

为了有序推进医疗建筑工程的实施,我们需要采用一种综合性的医疗建设管理模式。这种模式需要考虑到项目中各个阶段的不同需求,包括建设前、建设中和建设后的各个环节。同时,这种管理模式需要充分利用现代技术手段,如信息化技术、智能控制技术等,以提高项目的管理效率和建设质量。

在医疗建设管理模式的实施中,我们需要注重与医疗机构、专业技术人员以及项目管理人员之间的协调与沟通。只有充分考虑到各方的需求和利益,才能够使医疗建设项目顺利实施,保证项目的质量和效益。

现代医院建设行业的发展催生出多样化的建设模式。其中一些模式可以将医院建设项目的生产任务简化整合,增强承包方的主观能动性,同时减少医院方的管理体量。医院建设工程项目在建设过程中呈现了规模大、投资高、功能复杂、易变性强等特点。基于这些特点,出现了很多更有优势的管理模式。近年来,医院建设项目采用的主要管理模式如下。

一、DBB 模式

DBB 模式即设计-招标-建造(Design-Bid-Build)模式,这是传统的以医院为管理核心的工程项目管理模式。该模式要求医院自行负责建设前期管理、工程和材料设备招标采购、勘察设计委托等工作,委托监理单位负责施工期间的总包与分包单位的质量、进度、投资、安全管理等。其最突出的特点是强调工程项目的实施必须按照设计-招标-建造的顺序进行,只有一个阶段结束后另一个阶段才能开始。

1. 基本特点

(1)通用性强,可自由选择咨询方、设计方、监理方,各方均熟悉使用标准的合同文本,有利于合同管理、风险管理和减少投资。此外,使用标准化的合同文本也可以减少合同纠纷的可能性。

(2)医院、设计机构、承包商三方的权、责、利分配明确,可以避免在项目执行过程中产生纠纷。

(3)用户需求可直接反馈至设计单位,医院对项目的参与感较强。这有助于确保项目能够满足医院的要求,并且在项目执行过程中及时解决问题。

2. 不足之处

(1)工程项目各阶段衔接相对刻板。由于该模式的工程项目实施必须按照设计-招标-建造的顺序进行,各阶段之间的衔接相对刻板,可能导致项目执行效率低下。为了解决这个问题,可以采用其他项目管理模式,如设计-施工一体化模式。

(2)项目周期长,医院管理费用较高,前期投入大。该模式需要医院自行负责建设前期管理、工程和材料设备招标采购、勘察设计委托等工作,这些工作需要较长的时间和较高的费用。为了减少前期投入,可以采用其他项目管理模式,如施工总承包模式。

(3)设计变更频繁,变更时容易引起较多索赔。由于该模式下医院可以直接向设计单位反馈需求,设计变更的情况较为频繁,这可能会引起承包商的索赔。为了减少变更,可以在设计阶段加强沟通,确保设计符合医院需求。

(4)医院、设计单位、施工单位三方之间协调成本高。由于该模式需要医院自行负责建设前期管理、工程和材料设备招标采购、勘察设计委托等工作,需要医院、设计单位、施工单位三方之间协调,这可能会增加项目执行的成本。为了降低成本,可以采用其他项目管理模式,如设计-施工一体化模式。

(5)施工方无法参与设计工作,设计的"可实施性"差。由于该模式下施工方无法参与设计工作,可能导致设计的"可实施性"较差,需要在项目实施过程中进行多次改进。为了提高设计的"可实施性",可以在设计阶段加强施工方与设计方之间的沟通。

二、EPC 总承包模式

EPC 总承包(Engineering Procurement Construction)模式是一种将设计、采购和建造一体化的工程承包模式,也被称为总承包制。在该承包模式中,医院将建设项目的设计、采购、施工和初期运营全部委托给总承包商组织实施,以实现整体性、原则性、目的控制和管理职能的保留。由于该模式的优点显著,它在工程建设中得到了广泛应用。下面将详细介绍其优点和缺点。

1. 基本特点

(1)强调和充分发挥设计在整个工程建设过程中的主导作用。在 EPC 总承包模式下,设计作为整个工程建设过程中的第一环节,将成为工程建设的核心因素,影响着后续的采购和施工。这有助于提高工程质量和效率。

(2)有效克服了设计、采购和施工相互制约和相互脱节的矛盾,有利于各个阶段工作的合理衔接。在传统的模式下,不同阶段的工作往往相互独立,缺乏协调和沟通。而在EPC 总承包模式下,设计、采购和施工将被有机地结合起来,有利于各个阶段工作的高效衔接和协作。

(3)工作范围和责任界限清晰。在 EPC 总承包模式下,总承包商将承担设计、采购和施工等所有工作,从而确保工作范围和责任界限清晰,避免了不必要的纷争和争议。

(4)合同总价和工期固定。在 EPC 总承包模式下,合同总价和工期都是固定的,这有助于医院掌握工程建设过程中的成本和进度。同时,也能够有效避免合同变更和延期等不利因素的发生。

(5)该模式还可以促进技术创新和优化。总承包商在整个工程建设过程中具有较高的自主权,因此可以根据实际情况进行技术创新和优化,以提高工程质量和效率。

2. 不足之处

(1)医院通过合同对承包商进行监管,工程过程中参与度低,控制度低。在 EPC 总承包模式下,由于医院将工程建设的设计、采购和施工等所有工作全部委托给总承包商,因此,医院在工程建设过程中的参与度相对较低,监管和控制度也相对较低。

(2)建设风险转移至承包商,承包商管理或财务的风险对项目影响很大。在 EPC 总承包模式下,承包商将承担工程建设的所有风险,包括施工风险、管理风险和财务风险等。如果承包商的管理或财务出现问题,将对项目造成很大的影响。

(3)造价成本普遍高于普通模式项目。在 EPC 总承包模式下,由于总承包商需要承担更多的责任和风险,因此,项目的造价成本普遍较高。为了最大化利益,承包商可能会降低质量或使用低质量的材料,这将导致更高的维护成本和更短的使用寿命。

(4)该模式在实施过程中需要高度的技术和管理水平。由于 EPC 总承包模式涉及多个领域和工作阶段,因此,实施起来需要高度的技术和管理水平。如果承包商缺乏相应的技术和管理水平,将会对项目造成不利影响。

EPC 总承包模式在工程建设中具有重要作用,但在实施过程中需要医院和承包商之间的密切合作和有效的监管机制,以确保项目的成功实施和最大限度地减少风险。除了 EPC 总承包模式,还有许多其他的工程承包模式可以选择。医院应根据项目的具体情况和需求,选择最适合自己的承包模式。同时,我们也需要不断探索和创新,以适应不断变化的市场需求和技术发展。例如,可以探索采用 BIM(Building Information Modelling)技术、PPP(Public-Private Partnership)模式等新型工程承包模式,以提高工程质量和效率,降低工程造价和风险。

三、PMC 模式

PMC 模式即项目承包(Project Management Contractor)模式,就是医院聘请专业的项目管理公司,代表医院对工程项目的组织实施进行全过程或若干阶段的管理和服务。

1. 基本特点

(1)专业的项目管理公司可以弥补医院在技术、项目管理方面的欠缺,增强了项目的前瞻性及预见性,有效控制投资及工期。此外,项目管理公司还可以提供丰富的建设项目管理经验和科学先进的管理体系,有利于更好地实现工程目标。

(2)有利于体现设计的核心技术影响,及时查漏补缺完善实施方案。在多专业、多单位交叉作业时,集中统筹,避免工作脱节和返工。

(3)项目工期、成本和质量可以得到有效控制,从而提高项目的效率和质量。

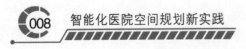

2. 不足之处

（1）医院管理者仍然是主要责任人，需要承担大量的管理工作。同时，对代建单位的管理人员专业水平和能力要求较高，组织协调工作量也很大。

（2）PMC 模式的费用相对较高，可能会对项目的预算产生不小的负担。

（3）在实施 PMC 模式时，需要与代建单位密切配合，否则可能会出现沟通上的问题，进而影响项目的进展。

总的来说，PMC 模式在医院建设中具有一定的优点和缺点，需要根据具体情况进行选择和决策。然而，通过深入的研究和分析，我们可以发现 PMC 模式的优点还有很多方面，比如：PMC 模式可以提高工程项目的安全性和可靠性，减少工程事故和质量问题的发生；PMC 模式可以提高项目的社会效益和经济效益，促进医院的发展和进步；PMC 模式可以促进医院与项目管理公司的合作和交流，提高双方的合作效率和质量。因此，在选择 PMC 模式时，我们需要综合考虑各种因素，权衡各种利弊，从而做出明智的决策。

四、IPMT 模式

IPMT（Integrated Project Management Team）模式是指医院（或政府代建部门）与项目管理公司按照合同约定，各自派遣项目相关技术人员共同构成一体化的建设方向目标，对项目全过程进行管理。该模式具有明显的优点和缺点。

1. 基本特点

（1）优势互补，资源共享。医院与项目管理公司各司其职，发挥各自的优势，形成共赢的局面。医院负责招标、项目资金等行政事务，项目管理公司注重于施工现场的进度、质量、成本等技术管理工作。医院和项目管理公司之间互通信息，可以更好地协作，提高项目的效率和质量。

（2）分工明确，互相支持配合效率较高。医院和项目管理公司各司其职，互相配合，协作效果显著。医院负责行政事务，项目管理公司注重技术管理工作，两者互相支持，可以更好地协作，提高项目的效率和质量。

（3）一体化团队保证了项目从基础性设计到最终验收过程中，一直由专业的项目技术人员监管，不但可保证质量，还能降低整个建设过程中的风险。一体化团队可以更好地协调各方利益，减少潜在的冲突。

2. 不足之处

（1）项目建设需要匹配度高、水平过硬的专业技术管理团队，低成本、低水平的项目管理团队直接影响项目管理质量和效率。因此，医院和项目管理公司需要共同努力，吸引高水平的专业技术管理团队。

（2）项目管理公司（企业单位）与医疗卫生机构的文化差异会影响配合效率。医院和项目管理公司之间可能存在文化差异，需要双方共同努力，加强沟通和协作，提高配合效率。

（3）一体化团队的构建需要一定的时间和资源投入，不利于紧急项目的开展。因此，在项目开展之前,医院和项目管理公司需要提前进行规划和准备,确保一体化团队的构建能够顺利进行。

五、IPD 项目集成交付模式

IPD 项目集成交付(Integrated Project Delivery)模式是一种将人员、体系、实践活动和商业架构整合进统一过程的模式。其目的是通过协作平台,充分利用所有参与方的技能和知识,以便设计、建造以及运营各阶段的共同努力,最终减少浪费,优化建设项目结果,最大化效益并为医院创造更大的价值。相对于传统的设计-招标-施工-交付(DBB)等分离的建造方式,IPD 项目集成交付模式更加高效和协作。其最终目的是在预算内安全、高效、准时地交付高性能建筑,并持续为医院创造更大的价值。IPD 项目集成交付模式主要体现了集成理念、建筑全生命周期管理理念、精益理念及持续改进理念。该模式围绕高性能建筑,以集成信息、集成组织、集成过程和集成系统作为实现过程的四大要素。这些要素是相互关联的,需要整合和协调,以保证项目顺利完成。可量化价值、模拟/可视化、协作/同地办公及生产管理是实现的基本方法,而明确各参与方的关系型合同则为其提供结构保障。IPD 框架中的四大要素和基本方法可以进一步发挥作用,使其更好地实现医院既定目标。

除了实现高性能建筑之外,IPD 项目集成交付模式还是践行精益建造理念的有效途径。IPD 项目集成交付模式促使各参与方以信任、透明和沟通为合作前提,以项目共同利益为出发点集体做出决策,风险共担、利益共享的激励机制又不断强化了这一过程。例如,在医院建设工程项目上,医院、设计单位和总承包商同地办公、信息透明并可随时沟通,大大减少了人力、物力及财力浪费。尤其在项目建设过程中,IPD 项目集成交付模式有效保证了拉动式计划、末位计划、准时完工等精益方法的顺利实施。此外,IPD 项目集成交付模式可最大化发挥 BIM 和虚拟设计与施工(virtual design and construction,VDC)的优势。BIM 技术应用的关键在于协同,其最大价值体现在建筑全生命期内各项工作的充分集成。在传统模式中,医院、设计方、施工方等相互独立,管理呈现碎片化,BIM 技术大多停留在某一方某一阶段的应用。而 IPD 项目集成交付模式使项目主要参与方更早的介入设计过程,各方互信合作,信息透明,以 BIM 为载体进行项目信息集成,并贯穿设计、施工及运维等阶段,BIM 技术优势得以充分发挥。VDC 技术是对建筑项目多专业性能模型的应用,通过设定量化指标、优选最佳解决方案,辅助项目进行高效决策。未来 BIM 技术的多维精确模型将对 VDC 可建性分析、成本预算等方面提供强有力的支持。因此,可以说 IPD 项目集成交付模式是实现建筑高性能、精益、可持续利用的有效途径。

为了更好地实现 IPD 项目集成交付模式,可以在以下方面进行改进。

(1)加强各参与方之间的沟通和信任,建立更紧密的合作关系。例如,通过定期会谈、分享信息和经验等方式。

(2)进一步优化设计、建造及运维各环节的协同和信息共享,以提高整个项目的效益。例如,通过提高人员的技能和知识、使用互联网和云计算等技术来实现。

（3）推广精益理念，加强项目管理，确保项目高效、准时地完成。例如，通过引入先进的项目管理工具和技术，以及敏捷项目管理和拉动式计划等。

（4）进一步推进 BIM 技术和 VDC 技术的应用，提高项目的可持续性和经济性。例如，通过培训人员掌握 BIM 技术和 VDC 技术的应用，以及使用 BIM 模型来优化项目，提高效率和减少浪费。

最后，需要强调的是，IPD 项目集成交付模式的成功实施需要各参与方在合作过程中真正理解和践行 IPD 思想，并在实践中不断总结经验，持续改进。

第三章　医院项目建设的程序

医院项目建设是一项复杂的工作,需要从策划、立项、评估、决策、设计(包括工艺设计)、招投标、施工,直至竣工验收和投入使用的整个建设过程中,各个阶段之间紧密衔接。在这个过程中,需要对医院建设的各个方面进行全面的规划和设计,包括建筑设计、设备采购、医疗设备配置、人员招聘等。

在执行医院建设的基本程序时,必须遵循国家和地方相关法规和制度。此外,建设管理团队需要做好各项准备工作,比如人员配备、物资采购、财务管理等,以确保项目的科学决策和顺利实施。

因此,医院建设管理需要高度重视基本程序的执行,严格按照程序要求进行各项工作,并根据实际情况灵活调整。只有这样,才能确保医院建设项目的顺利进行和高质量完成。

一、项目前期启动阶段

前期启动阶段主要是选调和论证到启动,主要通过项目建议书来体现。

(一)项目建议书

项目建议书是一个重要的文件,它是项目法人在项目周期内的最初阶段所需的文件。在这个阶段,我们需要按照国家的经济和社会发展规划以及行业规划和建设单位所在城镇规划的要求,根据本单位的发展需要进行调查、预测、分析,以提出一个轮廓设想来要求建设某一具体投资项目。这份建议性文件是国家进行项目立项批准的重要依据。

在项目建议书中,我们需要详细阐述项目的概念和目标。我们还需要详细描述项目的背景和现状,包括市场状况、竞争格局、技术水平等。此外,我们还需要详细介绍项目的实施方案,包括项目的组织架构、人员配置、资源投入等方面的内容。除此之外,在项目建议书中,我们还需要详细阐述项目的风险和挑战,以及我们将如何应对这些挑战和风险。我们还需要详细介绍项目的预期效益和经济效益,包括项目的投资回报率、利润率、市场占有率等方面的内容。项目建议书是项目立项的重要文件,它需要详细描述项目的各个方面,以确保项目的顺利实施和取得预期效益。

(二)编制依据

编制项目建议书应当充分考虑以下因素。

(1)国家经济的发展以及国家和地方的中长期规划,以确保项目的中长期可持续发展。

（2）产业政策、生产力布局、国内外市场以及项目所在地的内外部条件，以便更好地了解项目的市场前景和潜在风险。

（3）有关机构发布的工程建设领域的标准、规范与定额，以确保项目的技术规范达到国家和地方的要求。

（4）投资人的组织机构、经营范围以及财务能力等，以便更好地了解项目的投资方面及其可行性。

（5）项目初步设想方案，如总投资、产品及介绍、产量、预计销售价格、直接成本及清单等，以确保项目的可行性和经济效益。

（6）对于联合建设的项目，应当提及联合建设合同或协议的内容。

（7）项目资金来源的落实材料，以便更好地了解项目的融资情况。

（8）其他相关的法律、法规和政策，以确保项目的合法性和规范性。

（三）编制内容

项目建议书一般包含以下内容。

1. 总论　分为以下几项。

项目名称：将项目的名称详细列出。

项目建设单位：详细描述项目建设单位的基本情况。例如，医院名称、规模、业务领域等。

项目建设期限：详细描述项目的建设期限，包括开始和结束日期。

项目实施地点：详细列出项目的实施地点。

项目建设内容：详细描述项目建设的内容，包括技术、人员、设备等。

项目投资估算与资金筹措：详细列出项目的投资估算及资金筹措计划。

2. 项目背景　简要介绍与项目有关的背景资料，包括社会背景、实施情况、技术情况，项目建设的可能性、必要性等。

在这里，我们可以进一步扩展项目的背景。例如，列出类似项目的成功经验或类似项目的市场需求等。

3. 项目需求预测　包括详细预测产品在国内、国际市场的市场容量及供需情况，初步选定目标市场、价格走势初步预测，分析有无市场风险。此外，我们还可以探讨实施该项目的利益相关者、市场趋势、政策法规等内容，以使项目建议书更为详细和全面。

4. 项目建设内容　简要逐项说明建设内容。包括建设的项目、规模，建成后可实现的目标。项目的示范性、创新性（技术创新或机制创新）以及公益性描述。

5. 项目选址与建设条件　在场址的选择方面，需要考虑规划选址和初步比选，同时需要绘制场址地理位置示意图以便更好地展示场址的地理位置。在建设条件方面，需要考虑道路、铁路、港口、能源供应等相关基础设施的配套情况和安排，以充分满足项目建设的需求。

6. 技术设备工程方案　对于技术设备工程方案，需要包括技术方案、主要设备初步方案和主要建筑物初步方案。这些方案将为项目的实施提供必要的技术支持，确保项目能够顺利地进行。

7. **环境影响评价**　环境影响评价是非常重要的一项工作。在进行环境影响评价时，需要进行环境条件调查，分析可能会影响环境的因素，并提出相应的环境保护初步方案，以确保项目在保护环境的前提下得以顺利实施。

8. **组织机构与人力资源配置**　为了确保项目的顺利实施，需要精心配置组织机构和人力资源。这包括生产人员、管理人员和其他人员的数量和配置方案等。

9. **项目实施进度**　项目实施进度是项目管理的重要组成部分。主要包括施工、设备采购与安装、生产准备、设备调试、交付使用等阶段。对于每个阶段，都需要制定相应的计划和方案，以确保项目能够按计划顺利实施。

10. **投资估算**　投资估算是项目实施的重要前提。在投资估算方面，需要简要说明投资估算和资金筹措方案，以充分保障项目的实施。

11. **融资方案**　项目的融资方案也是非常重要的一项工作。在制定融资方案时，需要考虑资本金和债务资金的需要数额和来源设想，以确保项目能够顺利实施。

12. **财务评价**　项目的财务评价是判断项目可行性的重要指标。包括盈利能力分析、偿债能力分析和非盈利性项目财务评价等，需要对项目的财务状况进行全面的分析和评价。

13. **效益分析**　对于项目的效益分析，需要从社会、经济、生态等方面进行论述。尤其需要注意在增加农民收入、改善农民生活方面的效益分析，以充分体现项目的社会效益。

14. **结论与建议**　最后，在肯定拟推荐方案优点的同时，还应指出可能存在的问题和可能遇到的主要风险，并作出项目和方案是否可行的明确结论，为决策者提供清晰的建议。

(四)编制程序

项目建议书的编制工作流程参考下列图示(图3-1)。

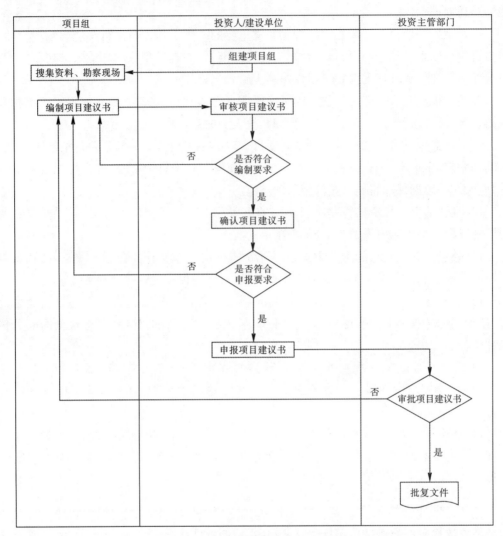

图3-1 建设项目建议书编制工作流程

(五)质量要求

项目建议书的深度应当充分,建议书的内容应当包含以下要素。

1. 了解相关法规政策 项目建议书的起点应当是了解国家与地方的相关法规政策,以及结合所处行业特点进行论证,确保项目建设目标与国家、地区、部门、行业的宏观规划目标相一致。

2. 资料数据的准确性 在考察调研并获得相关资料数据之后,一定要确认其准确性和可靠性,并确保其具备较强的说服力。不同行业有不同的编制标准,因此,应根据项目自身特点及相关政策文件进行编制。

3. 完整的项目建议书 项目建议书的内容应当完整,文语要简练。重要的是,要坚持实事求是的原则,对拟建项目的各要素进行认真的调查研究,并据实进行测算分析。

4. 确定建设投资估算误差控制指标　项目建议书中应明确建设投资估算误差控制指标,行业暂定为±2%。如此一来,医院能够更好地了解项目建设的风险和收益,并做出更加明智的决策。

以上是项目建议书的深度要求。但是,在起草项目建议书时,还需注意以下几点:①突出项目的创新性和可行性;②针对项目的技术要求进行详细的阐述;③详细说明项目的运营管理模式,以确保项目的顺利推进。

(六)医院审查项目建议书的要点分析

医院审查项目建议书是要求建设某一具体项目的建设性文件。在投资决策前,需要对拟建项目的轮廓进行设想,这影响着项目的全过程和各个方面。因此,需要详细论述项目的价值和意义,说明为什么建设该项目是必要的。除此之外,还有以下三个方面需要审查。

1. 项目的意义及必要性　在项目应用领域及符合国家及地方相关产业发展规划的基本情况方面,需要详细论述项目的价值和意义,说明为什么建设该项目是必要的。例如,该项目将提供更好的医疗服务,改善地区医疗水平,有利于促进经济发展和社会进步等。此外,可以进一步详细阐述项目的具体优点和好处,比如提供更多的就业机会和培训机会,改善当地居民的生活质量等。

2. 规模合理性　在项目规模方面,需要考虑市场需求、资金能力、经济性、环境承载力等因素。这样才能确保项目规模与市场需求相匹配,保证项目的经济性。

3. 医院市场前景及经济效益分析　除了考虑项目的规模合理性外,还需要分析医院市场前景及项目的经济效益,评估项目的可行性。例如,可以分析当地医疗市场的需求和竞争状况,制定适当的营销策略,提高项目的知名度和声誉,从而增加收入和利润。

此外,还可以进一步完善项目建议书:详细阐述项目的具体实施计划和时间表,以及相关的投资和资金筹措计划;分析项目的风险和难点,制定相应的应对措施,以确保项目的顺利开展;制定项目的监督和评估机制,以及相关的质量控制标准;与政府部门和相关企业建立联系,争取政府支持和合作伙伴的加入,共同推动项目的顺利开展。

二、投资决策阶段

在现代化医院建设中,以病人为中心的核心设计理念是至关重要的,因为它有助于提升医疗效果。除了满足各项功能需要,还需要为病人及医护人员提供人性化和富有亲和力的就医环境,实现功能合理、流程科学、安全卫生、经济适用,致力于为病人提供优质、高效的医疗服务。为了实现这些目标,项目管理团队在前期决策阶段就应引入项目设计管理,与建筑设计单位紧密配合,积极开展前期论证和调研。这些工作包括对拟建项目的实用性、可行性、经济性、前瞻性,以及用地指标、建筑规模、建筑层数、建设模式、发展趋势等进行深入细致的研究,提出一个近远期逐步发展、切合实际的建筑总体规划,并制定出一份详细的任务书等。以下是项目管理团队在前期投资决策阶段的工作。

(一)医院建设工程项目可行性研究报告

1. 基本概念　医院建设工程项目的可行性研究是一个多学科的综合过程,旨在在投资决策前对工程项目进行技术、财务、环境影响、社会效益和经济效益等方面的综合分析和评价,以确定其在技术上是否现实、实用和可靠,在财务上是否盈利,以及工程抗风险能力等的结论。在这个过程中,需要对相关的文献进行全面的调研,对项目的市场前景、投资风险等因素进行深入分析,以确保项目的可行性和可持续性。

2. 研究意义

(1)可行性研究是医院建设项目投资决策和设计任务书编制的重要依据,而设计任务书则是工程设计的指导方针。在进行可行性研究的过程中,需要对项目的需求、规模、功能等进行充分的考虑,以确保项目的设计方案符合实际需求和可行性要求。

(2)可行性研究是医院筹集资金的重要依据,可以为医院的融资活动提供科学合理的依据。在进行可行性研究的过程中,需要对项目的投资额、资金来源、资金用途等进行充分的考虑,以确保项目的资金筹措能力和资金使用效益。

(3)可行性研究是医院与各有关部门签订各种协议合同的重要依据,包括与建筑设计单位、施工单位、设备供应商等的合作协议。在进行可行性研究的过程中,需要对项目的合作模式、合作对象等进行充分的考虑,以确保项目的合作关系和合作效果。

(4)可行性研究是开展工程设计、施工与设备购置的重要依据,可以保证项目的技术可行性、经济可行性等方面的合理性。在进行可行性研究的过程中,需要对项目的技术方案、施工计划、设备采购等进行充分的考虑,以确保项目的技术水平和经济效益。

(5)可行性研究是向当地行政机关、规划部门和环境保护部门申请有关建设许可文件的重要依据,可以保证项目的合法性和环保性。在进行可行性研究的过程中,需要对项目的环境影响、社会效益等方面进行充分的考虑,以确保项目的环保性和社会效益。

(6)可行性研究是国家各级计划综合部门对固定资产实行调控管理、发展计划编制、固定资产与技术改造的重要依据。在进行可行性研究的过程中,需要对国家发展规划、产业政策等方面进行充分的考虑,以确保项目的合规性和发展前景。

(7)可行性研究是项目考核后评估的重要依据。在进行可行性研究的过程中,需要对项目的各项指标进行充分的考虑,以确保项目的绩效和效益。

(二)编制依据

在编制投资项目可行性研究报告时,需要考虑以下因素。

(1)医院项目要求与批准的项目建议书。这个项目建议书是医院提出的,因此在编制研究报告时应该考虑到这个建议书中的要求。

(2)国家经济发展的长期规划,同级相关行政管理部门、地区发展规划,经济建设的方针、任务、产业政策和投资政策。需要考虑到国家的经济发展规划,以及各个部门和地区的发展规划,这样才能更好地符合国家的政策。

(3)对于大中型骨干建设项目,需要具备国家批准的资源报告、区域规划、国土开发整治规划、工业基地规划。对于交通运输项目,还需要相关的江河流域规划与路网规划。

(4)规划和自然资源局出具的选址和项目用地意见。选址和项目用地意见是必要的,以便更好地选择合适的地点和用地。

(5)有关的自然、地理、水文、地质、气象、经济、社会、环保等基础资料。

(6)环境保护行政主管部门出具的项目环评意见。

(7)有关行业的工程技术与经济方面的标准、规范和定额资料,以及国家正式颁发的技术和规和标准。

(8)合资、合作项目各方签订的协议书或意向书。

(9)与拟建项目有关的各种市场信息资料或社会公众要求等。需要考虑到市场信息和社会公众的要求,以便更好地满足市场和社会的需求。

(10)根据不同行业的特殊要求需提供的其他相关资料。需要考虑到不同行业的特殊要求,以便更好地满足不同行业的需求。

(11)投资人的组织机构、经营范围、财务能力等。需要考虑到投资人的情况,以便更好地了解投资人的财务能力。

(12)《投资项目可行性研究指南(试用版)》。

(13)《国家发展改革委关于发布项目申请报告通用文本的通知》(发改投资〔2017〕684号)。

(14)《建设项目经济评价方法与参数》(第三版)。

(三)编制内容

《可行性研究报告》是投资项目可研成果的体现,是投资者进行项目决策的重要依据。这份报告包含了项目的可行性研究成果,展示了项目的市场前景、技术可行性、经济效益、社会效益等方面的分析,以及项目建设的可行性和可行性分析结论。因此,编制一份高质量的《可行性研究报告》对于项目的后续发展来说至关重要。

为了保证《报告》的质量,编制前需要进行一系列的准备工作。首先,需要对项目的市场前景、技术可行性、经济效益、社会效益等方面进行科学分析比选论证,以确保编制的依据是可靠的。其次,应该保证编制的内容结构完整,以满足投资决策和编制项目初步设计的需要。最后,需要根据《投资项目可行性研究指南(试用版)》以及相关政策文件的规定,编制包括以下内容的可行性研究报告。

1. **总论**　包括:①项目概况。②项目提出的背景。③编制的依据。④问题与建议。

2. **市场预测**　包括:①市场现状调查。②产品供需预测。③价格预测。④竞争力分析。⑤市场风险分析。

3. **资源条件评价**　包括:①资源可利用量。②资源品质情况。③资源赋存条件。④资源开发价值。

4. **建设规模与产品方案**　在市场预测和资源评价(指资源开发项目)的基础上,进行建设规模和产品方案的研究。

建设规模和产品方案包括主要产品和辅助产品及其组合,是确定项目技术方案、设备方案、工程方案、原材料燃料供应方案及投资估算的依据:①建设规模与产品方案构成。②建设规模与产品方案的比选。③推荐的建设规模与产品方案。④技术改造项目推荐方案与原有设施利用情况。

5. 场址选择　①场址现状。②场址方案比选。③推荐的场址方案。④现有场址的利用情况。

6. 技术方案、设备方案和工程方案　①技术方案选择。②主要设备方案选择。③工程方案选择。④技术改造项目改造前后比较。

技术方案主要指生产方法、工艺流程(工艺过程)等。设备方案选择是在研究和初业确定技术方案的基础上,对所需主要设备的规格、型号、数量、来源、价格等进行研究比选。工程方案构成项目实体。工程方案选择是在基于选定项目建设规模、技术方案和设备条件的基础上,对主要建(构)筑物开展研究论证的建造方案。

7. 原材料和燃料供应　①主要原材料供应方案。②燃料供应方案。

8. 总图运输与公用辅助工程　①总图布置方案。②场内外运输方案。③公用工程与辅助工程方案。④现有公用辅助设施利用情况。

9. 节能措施　①节能设施:能耗指标分析(技术改造项目应与原企业能耗比较)。②节水设施:水耗指标分析(技术改造项目应与原企业水耗比较)。

10. 环境影响评价　①环境条件调查。②影响环境因素分析。③环境保护措施。④技术改造项目与原企业环境状况比较。

11. 安全卫生与消防　①危险因素和危险程度分析。②安全防范措施。③卫生保健措施。④消防措施。

12. 组织机构与人力资源配置　①组织机构设置及其适应性分析。②人力资源配置。③员工培训。

13. 项目实施进度　①建设工期。②实施进度安排。③技术改造项目的建设与生产衔接。

14. 投资估算　①投资估算范围与依据。②建设投资估算。③流动资金估算。④总投资额及分年投资计划。

15. 融资方案　①融资组织形式。②资本金筹措。③债务资金筹措。④融资方案分析。

融资方案是基于投资估算,对拟建项目的资金渠道、融资形式、融资成本、融资结构、融资风险、比选推荐项目的融资方案等开展研究,并基于此进一步开展资金筹措方案研究与财务评价。

融资方案中主要包括:融资组织形式选择;债务资金筹措;资金来源的选择与筹措;融资方案分析。其中,资金的筹措渠道主要包括:①项目法人自有资金;②政府财政性资金;③国内外银行等金融机构的信贷资金;④国内外证券市场资金;⑤国内外非银行金融机构的资金;⑥外国政府、企业、团体、个人等的资金;⑦国内企业、团体、个人的资金。

16. **财务评价**　①财务评价基础数据与参数选取。②销售收入与成本费用估算。③财务评价报表。④盈利能力分析。⑤偿债能力分析。⑥不确定性分析。⑦财务评价结论。

17. **国民经济评价和社会评价**　①选取影子价格及评价参数。②调整效益费用范围和数值。③编制国民经济评价报告。④制定国民经济评价指标。⑤得出国民经济评价结论。

18. **社会评价**　①分析项目对社会的影响。②分析项目与所在地的互适性。③进行社会风险分析。④得出社会评价结论。

19. **风险分析**　①识别项目的主要风险。②分析风险程度。③制定防范风险对策。

建设项目风险分析基于在市场预测、技术方案、工程方案、融资方案和社会评价的论证中已开展的初步风险分析,进一步综合分析并识别拟建项目在建设运营中潜在的主要风险,揭示风险来源并判别风险程度,提出规避风险的对策。

风险因素识别:项目风险分析涵盖项目建设和生产运营的全过程,在可行性研究阶段应着重识别以下几种风险,分别为市场风险、资源风险、技术风险、工程风险、资金风险、政策风险、外部协作条件风险、社会风险和其他风险。

风险评估方法:①专家评估法。这种方法是以发函、开会或者其他形式向专家咨询,对项目风险因素及风险程度进行评定,将多位专家的经验集中起来形成分析结论。②风险因素取值评定法。③概率分析法。

风险防范对策:①风险回避。②风险控制。③风险转移。④风险自担。

20. **研究结论与建议**　①推荐方案的总体描述。②推荐方案的优缺点描述。③对比主要方案。④结论与建议。

(四)编制程序

参考下列图示(图3-2)。

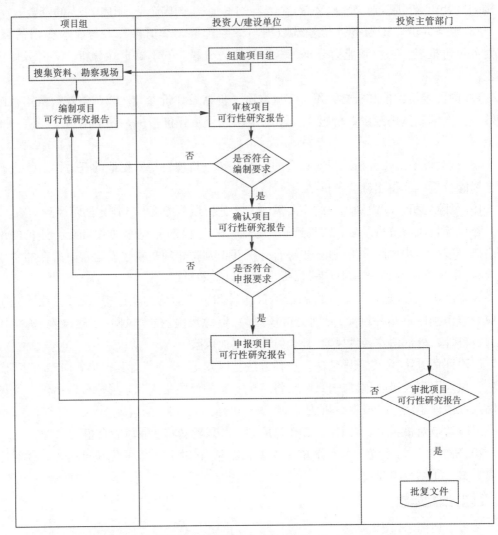

图3-2 可行性研究报告编制工作流程

三、设计阶段(含工艺设计)

设计阶段是整个医院建设项目中最重要的一环。现代医院应该通过合理的设计来打造一个绿色、节能、环保、人文关怀和智慧型的医疗建筑。在设计阶段,项目管理的重点主要是质量控制和成本控制。

(一)设计质量控制

设计的质量控制主要体现在以下几个方面。

(1)通过设计充分考虑功能分区的合理性,包括医疗建筑设备和功能检查大型设备的环境与负荷预留等。这样可以确保医院的各项功能井然有序,医疗设备可以得到充分的利用,从而提高医疗服务的效率。

（2）保证各条医疗交通流线的顺畅,避免病人就诊过程中的大量往返。这不仅能够提高病人的就医体验,还可以减少医院运营成本。

（3）门诊及医技布局采取以疾病或器官为中心的原则,增强空间导向性和多学科联合会诊的便易性。这样可以更好地满足病人的需求,提高医院的诊疗水平。

（4）在设计中要适度超前,预留后期改造空间。这样可以使医院在未来的发展中更加灵活,更好地适应市场需求。

（5）充分考虑智能化配置、信息化建设（智慧医院）,通过各智能化系统（一卡通付费、电子叫号系统、自助挂号收费打印检验单系统）,进一步改善广大病人的就医体验。这样可以提高医院的服务质量,提高病人的满意度。

（二）成本控制

成本控制主要体现在确定合理的设计方案、成熟的工艺,减少在施工阶段重大设计变更和方案变化的发生,对有效控制工程造价将起到重要作用。项目管理中质量控制与成本控制需要统一考虑,不可将两者割裂而谈,因此,在设计阶段考虑控制质量和成本的手段有以下几点。

（1）采用设计招标形式选择最合理的设计方案,促使设计单位采用先进技术,降低工程造价。对方案进行评价,通过技术经济指标的分析比较,选取最合理的方案。合同中约定设计单位进行限额设计。

（2）在设计阶段,引用建筑信息模型（BIM）技术服务。通过 BIM 技术,可以解决各专业之间碰撞检查;进行净高分析;进行优化设计、可视化方案评审;进行专项设计论证——病房专项,进行精装设计模拟论证,避免精装和安装必要返工,可视化互动展示主要空间装饰后效果功能要求。使得管线排布更加规范、路径经济合理、定位准确无误,各管线系统可以分别实施安装,互不影响。根据 BIM 的上述工作,可以将更多的潜在变更和需求变化解决在图纸上,而且通过 BIM 的应用从技术角度推进了项目集成管理的协同工作。

（3）采用模块的设计思路和标准尺寸,通过标准化的采购节省大量的施工成本。对各设计阶段成果文件进行优化,进一步控制成本。

（4）设计阶段与各专项设计深入配合,不缺项、漏项,各专业界面划分清晰。各分项设计进度严格把控到位,不得影响其他相关设计进度。

（5）在设计过程中充分考虑建筑经济节能及设备的节能。

（6）智能化系统建设必须实现先进性和稳定性相结合,可靠性与易操作、易维护相结合,最高的性能和最低价格相结合,可扩展性与可升级性相结合,安全性和保密性相结合。

（7）充分利用云计算技术,为医院提供高效率、低成本、稳定可靠的技术平台。

（8）在设计阶段,我们需要充分考虑各种因素,从而确保医院的建设质量和效率。通过质量控制和成本控制,我们可以更好地满足病人的需求,提高医院的服务水平。

（三）方案设计

1. 概念和编制依据 在项目方案设计阶段，设计工作进入实质性阶段。在这一阶段，建筑设计方案需要满足医院的需求和编制初步设计文件的需要，并向当地规划部门报审。同时，该阶段还需要考虑以下问题：①建筑设计方案的可行性研究报告。②编制初步设计任务书或协议书。③与工程设计有关的依据性文件，如选址及环境评价报告、用地红线图、政府有关主管部门对立项报告的批文等。④设计所执行采用的主要法规和标准。⑤设计基础资料，如地形地貌、水文地质、气象、区域位置、抗震设防烈度等。⑥政府有关主管部门对项目设计的要求，如对总平面布置、建筑风格、环境协调等方面的要求。当城市规划等部门对建筑高度有限制时，应说明建（构）筑物的控制高度，包括最高和最低高度限值。⑦工程规模（如总投资、总建筑面积、容纳人数等）、项目设计规模等级和设计标准（包括结构设计使用年限、建筑防火类别、耐火等级与装修标准等）。

在项目方案设计阶段，还需要考虑以下问题来保证项目的顺利实施：①制定完善的时间计划表，确保设计进度和项目进度相符。②与相关医院科室和人员进行充分沟通，以确保设计方案的可行性和实用性。③对各种设计方案进行充分比较和评估，确保最终选择的设计方案能够满足医院的需求和项目的要求。④对设计方案进行充分的论证和评审，以确保设计方案的合理性和可行性。

2. 编制内容 详见图3-3。

3. 设计任务书编制步骤 详见图3-3。

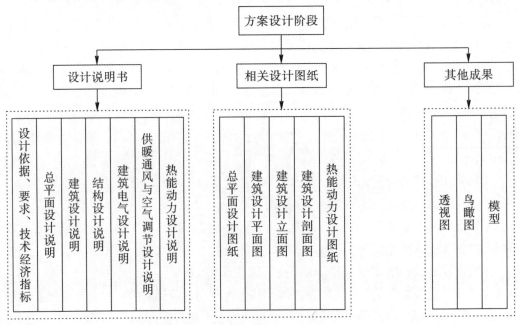

图3-3 项目方案设计阶段主要成果文件

4.审核　在方案设计阶段,医院基建管理者应该组织专家委员对方案设计进行审查和优化,以确保此方案设计切实满足医院的要求。审查和优化的内容主要包括以下几点。

①方案设计是否响应招标要求,是否符合国家规范、标准、技术规程等的要求。②方案设计是否符合美观、实用及便于实施等原则。③方案设计的总平面布置是否合理。④方案设计的景观设计是否合理。⑤方案设计的平面、立面、剖面设计情况是否合理。⑥方案设计的结构设计是否合理、可实施。⑦方案设计的公建配套设施是否合理、齐全。⑧方案设计是否使用了新材料、新技术。⑨设计指标的复核。⑩提交设计成果的承诺。

5.设计流程　设计流程参考下列图示(图3-4~图3-7)。

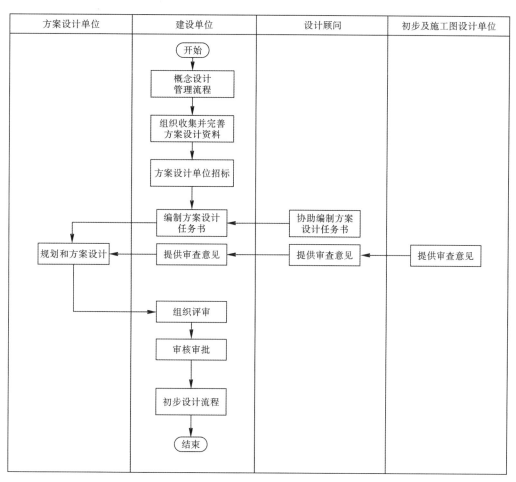

图 3-4　方案设计流程

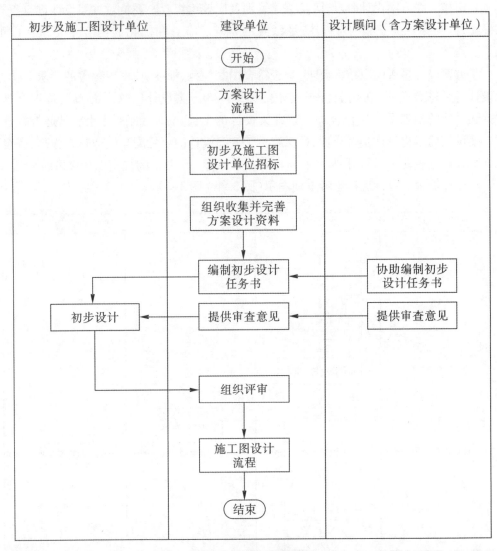

图3-5　初步设计流程

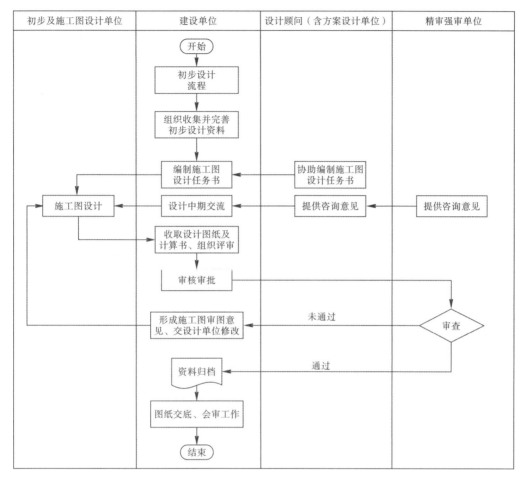

图 3-6 施工设计流程

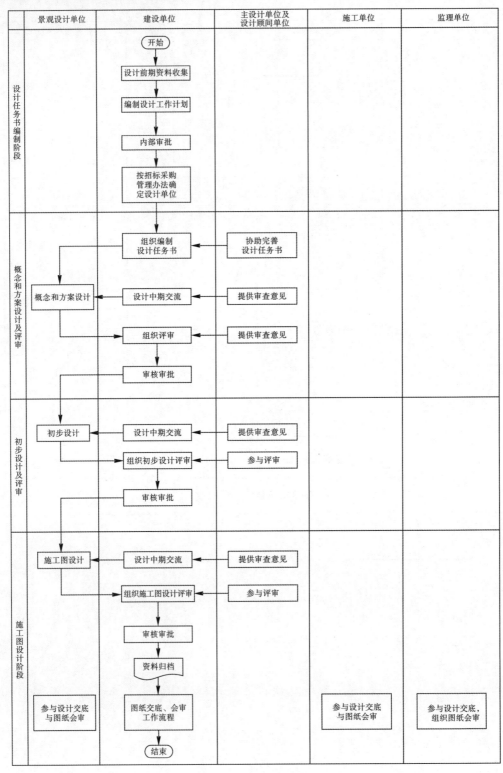

图 3-7　景观设计流程

四、施工阶段

施工阶段是将设计阶段对建设项目进行的规划和具体描述付诸实践的过程。这一阶段需要进行全面的计划和准备,以确保项目成功完成。作为工程建设项目中周期最长、涉及面最广、投入最大和风险最高的环节,施工阶段的注意事项包含以下内容。

第一,建立、健全的招投标机制。需要在招投标过程中,对投标人的资质、经验、信誉度等进行严格的评估,以确保项目选择合适的合作方。

第二,优化施工方案,减少无益消耗。对于工程中涉及人力、材料、机械和时间的问题,应该科学配置,以确保施工协调、有序和高效。同时,在施工的过程中,需要根据实际情况进行适当的调整,以保证计划的顺利进行。

第三,加强施工现场管理,杜绝因工程质量和材料问题造成的返工。需要对施工现场进行全面的管理和监督,及时发现和解决问题,确保工程质量和进度符合要求。

第四,杜绝违法分包、转包现象。需要对施工过程中的分包、转包行为进行严格的监管和管理,确保施工合法合规。

第五,完善监督人员的责任、权利、利益关系,强化监督机制。需要建立完善的监督机制,对监督人员进行培训和管理,确保监督工作的有效性和公正性。

在施工阶段,招投标控制、进度控制和质量控制是其中的重点和难点。需要充分考虑各种因素,制定详细的计划和方案,保证施工进展和质量的同时,也需要确保项目的安全和环保要求得到满足。

(一)招投标控制

医院建设项目是一项专业工程,涉及面广、技术要求复杂、参建单位众多,其中包括幕墙、电梯、智能化、消防、精装修、净化手术室、放射屏蔽、医用气体、废水处理、物流传输等多个专业领域。因此,招标与管理成为项目管理的重点内容。

在招投标控制方面,必须特别注意以下几点。

首先,招投标工作的及时性是项目实施期间的重点。医院建设项目往往由于招投标滞后,导致工期延误、协调管理混乱,从而难以保证施工进度和质量。因此,在招标文件中,需要详细说明招标时间表和相关工作流程,以便参投单位了解项目进展情况,及时制定施工计划和资源配置方案。

其次,医疗设备种类繁多,招投标工作一旦出现问题,必定会对造价控制造成很大影响。因此,在招投标工作中,需要仔细评估每个专业领域的工作量,确保每个环节都能得到充分的关注和控制。此外,为了防止设备重复采购或采购不足,需要对设备的种类、数量、规格等进行详细的规划和梳理。

最后,智能化设备更新速度较快,招投标工作如果过早,安装时设备主体已经升级换代,从而造成成本浪费。因此,在招投标工作中,需要预留一定的时间,以便及时了解最新的技术和设备,从而确保项目的可持续性和可靠性。此外,还需要对设备的维保、更

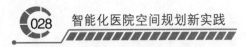

新、升级等进行规划和预算,以保证设备的长期运行和维护。

招投标控制对于医院建设项目来说至关重要。只有通过科学合理的招投标工作,才能确保项目的顺利实施,保证工期、质量和成本的控制。因此,在招投标控制方面,需要注重项目的全面性、系统性和实效性,确保项目的顺利实施和顺利运营。

(二)进度控制

在施工进度管理方面,应该重点考虑以下几个方面。

(1)医院建设项目涉及的专业分包很多,需要将专业分包的进度纳入总包进度计划体系中,以保证各项工作的协调开展。承包人按照施工总进度计划,制定年、季、月实施计划以控制工程进度。此外,可以考虑增加与各分包商的沟通,并加强协调,以确保各分包进度的适时完成。

(2)采用动态的控制方法,对工程进度进行主动控制。关注工程进度计划值与实际值的比较,及时采取控制其偏差的措施。对于落后的进度,督促施工单位制定纠偏措施,如要求增加施工人员、机械设备等。对于施工单位无法控制的外部因素,应该主动介入并积极解决。此外,可以考虑定期召开进度控制会议,对施工进度进行全面评估,以发现问题并及时解决。

(3)要求订货方提前确定送货时间,供应商严格按计划时间送货到现场,确保供应时间准确。此外,可以考虑采用供应商库存管理系统,以有效提高供应链的透明度和管理效率。

(4)建筑结构、进场路线、吊装和装修等均对大量的医疗设备有特殊要求,需要特别注意。可以考虑定期进行现场检查,对工作环境进行改善,以确保医疗设备的安全运输和顺利安装。

(5)管理团队应定期检查施工进度的实际完成情况,并对可能影响工程进度的问题进行及时解决。在上、下道工序交接过程中及时组织人员对上道工序进行验收,以保证下道工序的正常施工,促进施工进度及时完成。此外,可以考虑制定严格的工程质量管理制度,并对各工序进行详细的管理和监督。

(6)健全各种会议制度,做好监理工作交底。此外,还可以考虑采用一些其他的方法,如制定详细的工程进度计划及时跟踪进度完成情况,对可能产生的风险进行预测和控制等,以确保施工进度的顺利推进。

(三)质量控制

建筑工程施工质量管理是一项复杂烦琐且变化多端的工作,贯穿于整个建筑工程。为了确保质量控制,需要特别注意以下方面。

(1)工程材料质量控制。在工程建设中,需要确保物资材料符合国家技术质量标准。所购材料必须有合格证件、质量检验报告、厂家名称和有效使用日期。如果材料不符合要求,则需要进行替换或者进行其他必要的处理。

(2)施工技术交底。为了确保施工质量,需要督促施工单位严格落实设计交底制度。

施工必须按照施工图进行,严格按施工规范施工。如果发现施工不符合要求,则需要进行整改。

(3)施工工序控制。医院建设工程涉及的专业较多,而且多数由不同的单位承担施工任务。如果在交叉施工时工序安排不当,容易造成扯皮推诿、成品保护不力等问题,管理难度大,协调工作量大。因此,需要加强对施工工序的控制,确保施工顺利进行。

(4)工程变更控制。在项目管理中,需要在源头上予以控制,审核其必要性及合理性。项目的所有设计变更均需通过监理、审计、跟踪审计等相关部门会同讨论后确定,以保证项目的顺利进行。

(5)隐蔽工程验收。医院项目专业交叉施工情况很多,经常出现后一工序的工作结果掩盖了前一工序的工作结果。因此,医院项目的隐蔽工程验收非常重要。需要对隐蔽工程进行验收,确保工作结果符合要求。

(6)分项验收及成品保护。医院工程中涉及专业很多,分项工程很多,每一项均需要根据国家标准进行验收。同时需要对先验收完的分项工程进行成品保护,确保其不会受到其他施工工序的影响。

(7)施工阶段中 BIM 的应用。BIM 技术是一种新型的信息技术,可以在建筑施工过程中发挥重要作用。通过 BIM 技术,可以解决预留预埋问题,机电安装工程可以进行精确预留定位。同时,BIM 技术还可以进行管线综合优化成果及实施,机电安装工程可以进行综合支架提前制作、安装以及可视化施工,避免安装返工,节省安装成本。因此,在施工阶段中,应用 BIM 技术也是非常重要的。

过程质量控制的几种程序见图 3-8、图 3-9、图 3-10。

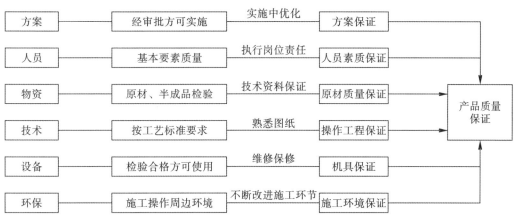

图 3-8 质量保证程序

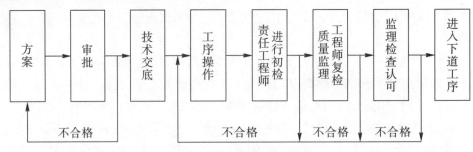

图3-9 过程质量执行程序

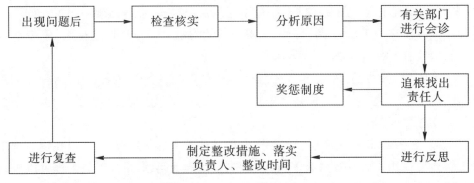

图3-10 "会诊制度"流程

（四）验收及试运行阶段

工程的竣工验收是全面考核建设工作成果,检查设计、施工质量、设备和生产准备工作质量的重要环节。也是检查项目管理单位及其承包商合同履行情况的重要考核标准。对促进建设项目及时投产、发挥投资效益、总结建设经验有着重要作用。

验收阶段的重要工作有以下几点。

（1）设备调试。设备调试过程是重要阶段,其目的是检验工程项目是否达到了设计规定的各项指标。只有在设备、系统以及工程整体运行的测试、检验、联合试运行合格之后,才能进行竣工验收工作。在这个阶段,可以对设备进行进一步的调整和优化,确保其能够稳定、高效地运行。

（2）竣工验收。竣工验收的作用包括全面考察建设项目的施工质量,明确合同责任,解决工程项目遗留的问题等。传统的工程竣工验收只能根据二维图纸对工程进行验收,有一定局限性。采用BIM技术对项目进行验收,一方面,结合模型,可以更好地验收和结算项目工程质量、造价和进度;另一方面,建立三维模型可以为后续的运维提供支持。此外,竣工验收还需要考虑项目的环保、安全、经济等各方面的要素,确保工程项目的可持续发展。

（3）竣工后评价。工程项目竣工后,建设管理单位要同设计单位、监理单位等对工程质量进行全面、客观的评价。这时,建设管理单位要行使好自己的职权,不偏不倚地对工程的质量进行鉴定。对于在检查过程中不合格的部分,建设单位要督促施工单位在有效期限内修改,严重的部分还可以返工处理,直至达到设计和投标的要求。唯有这样,才能保证工程项目的整体质量合格。此外,竣工后评价还需要考虑项目的经济效益、社会效益等各方面的要素,为后续的项目管理提供参考。竣工过程控制参考图示(图3-11),项目竣工验收流程图参考下列图示(图3-12),资产管理移交流程图参考图示(图3-13),工程竣工验收过程控制参考表3-1,竣工验收所需必备的基本条件参考表3-2,项目竣工验收流程参考表3-3。

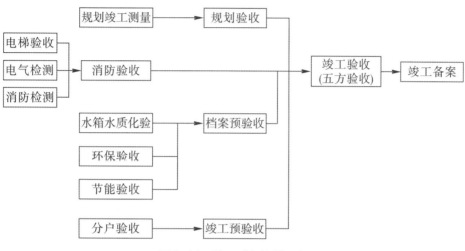

图3-11　竣工过程控制示意

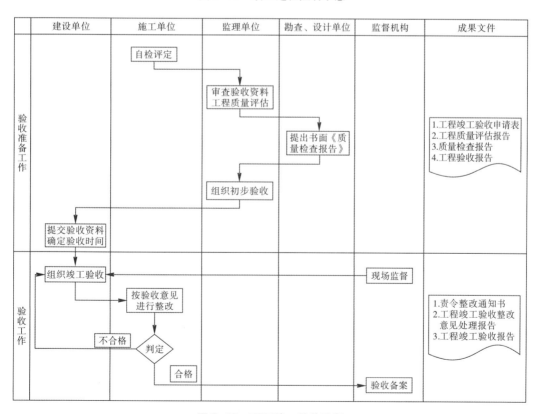

图3-12　项目竣工验收流程

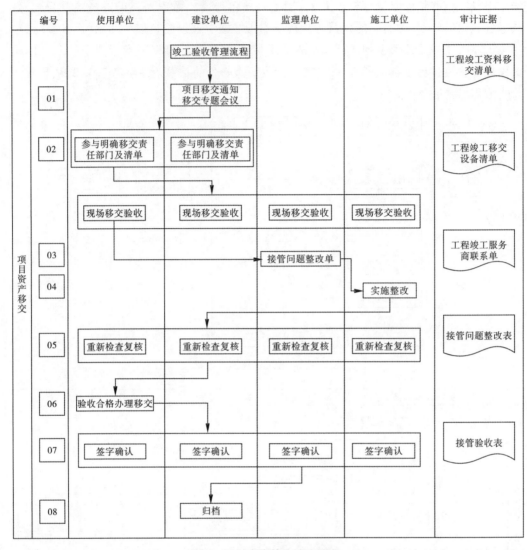

图 3-13 资产管理移交流程

表 3-1 工程竣工验收过程控制表

项目	验收前置条件	说明	成果文件
电梯验收	此项验收为消防验收必要条件;由电梯公司负责	甲方组织监理单位、电梯安装单位完成自检,并实现五方对讲功能及消防迫降功能、调试电缆等功能	电梯验收检测报告
消防检测(消防检测、电气检测)	消防单位组织,为消防验收必要条件,区有电气检测,市只有消防检测。装修材料需做防火检测	取得消防电梯检测,完成电气检测及消防检测、防火材料检测等;甲方组织消防单位重点协助、配合	与消防检测相关的检测报告

续表 3-1

项目	验收前置条件	说明	成果文件
消防验收	电梯验收、消防检测完成，甲方组织：完成相关规划指标（道路、立面、出入口、围墙等）	重要节点：要求施工完毕（防排烟、防火门、防火卷帘门、疏散照明、疏散指示、堵洞）达到联动调试条件，现场场地平整，室内、室外消火栓喷水，消防水泵结合器完整。注意：缩微、建审批复与实际核对	建设工程消防验收意见书
水箱验收、水质检测	档案预验收必要条件：检测水质并出具报告，待通水后再做水箱间验收和末端取样验收	生活水间具备卫生防疫站验收条件；生活水箱间末端具备取水条件	水质检测报告
环保检测	档案预验收必要条件：委托有资质的实验室负责	现场具备封闭条件；提前确定检测单位，待户门、窗户封闭可进行	室内环境质量检验报告
节能验收	档案预验收必要条件：由外保温和外窗施工单位负责（钻芯、五性试验）	甲方组织监理单位、施工单位依据《建筑节能工程施工质量验收标准》GB 50411-2019 规定事项逐项执行	节能检测报告
档案预验收	竣工验收前提条件：环保检测、节能验收、水箱验收、水质检测完成；竣工图完成	甲方组织总包单位统一整理、编号，甲方、分包按总包要求提供资料，市区级城建档案馆负责验收	建设工程档案预验收意见书
规划竣工测量	规划验收必要条件：竣工测量和实测，委托的测绘单位负责竣工测量及出具竣工测绘图纸	甲方组织直接委托专业检测，现场符合专业检测的必备条件，应注意与规划批复进行比对	竣工测量检验报告
规划验收	规划竣工测量完成、竣工图完成等相关资料交规划主管部门备档、预约规划验收	重要节点：要求所有临时设施拆除完毕，楼座立面、出入口、台阶散水施工完毕，小区围墙施工完毕，道路铺路施工完毕，竣工图完成	建设工程规划核验意见
分户验收	四方验收前提条件	甲方牵头组织监理单位、施工单位依据《分户验收规定》逐项执行验收并签认资料、进行公示（防火门、散热器、门窗的上墙表）	分户质量验收记录表
四方验收	工程实体除甩项验收项目其余全部完成	竣工验收前提条件，甲方组织竣工验收的预检，审核验收流程，验收重点部位，发现问题整改	单位工程质量竣工验收记录

续表 3-1

项目	验收前置条件	说明	成果文件
竣工验收	甲方组织以上工作全部完成,将资料交质监站备案,预约竣工验收时间	质量监督单位进行核查验收,程序:首先对各专业资料进行核查,资料核查无问题后开展现场验收,台阶、坡道栏杆施工完毕	竣工验收通知单,质监站意见整改回复
竣工备案	将竣工验收时出现的问题解决并答复	质量监督单位核查验收完毕后,出具验收报告和相关资料并移交备案科,备案科对资料进行核查无误后办理备案手续	工程竣工验收备案表

表 3-2　竣工验收所必备的基本条件

序号	必备条件	内容
1	一实体	完成工程设计和合同约定的各项内容
2	一证	建设单位已按合同约定支付工程款(工程款支付证明)
3	一书	施工单位签署的工程质量保修书
4	一资料	技术档案和施工管理资料
5	四个报告	1. 施工单位《工程竣工报告》 2. 监理单位《工程质量评估报告》 3. 设计单位《工程质量检查报告》 4. 勘察单位《工程质量检查报告》
6	五个认可文件	1. 电梯检验检测机构出具的检验认可文件 2. 环保部门出具的环保检测认可文件 3. 城建档案馆出具的工程竣工档案预验收认可文件 4. 消防部门出具的消防验收认可文件 5. 规划部门出具的认可文件
7	其他	其他文件:节能备案;竣工图;外立面照片等

表 3-3　项目竣工验收流程

序号	验收步骤	内容
1	施工单位自检评定	在单位工程完工后,由施工单位对工程进行质量检查,确认符合设计文件及合同要求后,填写《工程竣工验收申请表》并经项目经理和施工单位负责人签字

续表 3-3　项目竣工验收流程

序号	验收步骤	内容
2	监理单位提交《工程质量评估报告》	监理单位收到《工程竣工验收申请表》后,应全面审查施工单位的验收资料并整理监理资料,对工程进行质量评估并提交《工程质量评估报告》,该报告应经总监及监理单位负责人审核签字
3	勘察、设计单位提出《质量检查报告》	勘察、设计单位对勘察、设计文件及施工过程中由设计单位签署的设计变更通知书进行检查,并提出书面《质量检查报告》,该报告应经项目负责人及单位负责人审核、签字
4	监理单位组织初验	监理单位邀请建设、勘察、设计、施工等单位对工程质量进行初步检查验收。各方对存在的问题提出整改意见,施工单位整改完成后填写整改报告、监理单位整改情况。初验合格后,由施工单位向建设单位提交《工程验收报告》
5	建设单位提交验收资料,确定验收时间	建设单位对竣工验收条件、初验情况及竣工验收资料核查合格后填写《竣工项目审查表》,该表格应经建设单位负责人审核签字。建设单位向质监站收文窗口提交竣工验收资料,送达"竣工验收联系函";质监站收文窗口核对竣工资料完整性后,确定竣工验收时间并发出"竣工验收联系函复函"
6	竣工验收	建设单位主持验收会议并组织验收各方对工程质量进行检查,提出整改意见。验收监督人员到工地现场对工程竣工验收组织形式、验收程序、执行验收标准等情况开展现场监督,发现有违反规定程序、执行标准或评定结果不准确的情况,应要求有关单位改正或停止验收。对未达国家验收标准合格要求的质量问题,签发监督文书
7	施工单位按验收意见进行整改	施工单位按验收各方提出整改意见及《责令整改通知书》开展整改。整改完毕后,经建设、监理、设计与施工单位对《工程竣工验收整改意见处理报告》签字盖章确认后,将该报告与《工程竣工验收报告》送质监站技术室。对公共建筑、商品住宅及存在重要整改内容的项目,由监督人员参加复查
8	工程不合格	对不合格工程,按《建筑工程施工质量验收统一标准》和其他验收规范的要求整改完成后,重新验收
	工程合格	
9	验收备案	验收合格后 3 日内,监督机构将监督报告送交市建设局。建设单位按有关规定报市建设局备案

五、医院建设程序的主要特点

根据我国的实际情况,医院的建设项目主要有新建、翻新、改(扩)建、内外部装修、医疗设备(一般指较大型的)和器械的购置安装等,一般这些项目建设包括的内容主要如下。

(1)根据国民经济和社会发展的长远规划(医疗卫生保健发展规划),结合当地(或社区)医疗发展规划的实际需要,提出项目建设书作为翻建、改(扩)建、内外部装修或引进较大型医疗设备等。也应结合当地实际医疗需要和医院发展的规划或实际需要来确定"项目建议书"。

(2)在进行详细勘察、调研、多方征询意见及多种技术经济方案(比选)论证的基础上编制该项目的可行性研究报告。在可行性研究报告中,还应该包括对项目的风险评估,以及对风险的应对措施,以确保项目的顺利进行。

(3)根据对该项目的综合评估情况,确定该项目的地点、用地、建设规模、标准、投资、实施计划等。在确定这些方面的内容时,应该考虑到项目的可持续性发展,以及该项目所需要的资源和环境的保护。

(4)编制设计任务书(或计划任务书),组织编制设计文件或项目实施意见书。在编制设计任务书时,应该充分考虑到项目的实际需要和可行性,以确保项目的实施效果符合预期。

(5)做好项目实施前的各项准备工作。这些准备工作包括但不限于招标、采购、施工许可申请、环保评估,等等。

(6)组织实施(施工或购置安装)。在实施过程中,应该加强对工程质量和安全的控制,确保项目的实施效果符合预期。如果项目需要涉及其他部门和单位的协调和配合,应该及时与他们进行沟通和协调。

(7)医院的基本建设是一个涉及众多方面的特殊生活活动过程。在此过程中,从投资建设上亿元的大型综合医院到添置几万元一套的医疗设备,都应该按照一定的内容和程序进行。

这个过程对于医院而言非常重要,因此需要慎重考虑以下几点。

第一,资金的投入必须慎重考虑并且与效益之间建立关系。这种效益不仅仅是经济效益,它包括了社会效益、自身的服务利用率(或利用价值)等。在计划购置 CT 机、磁共振仪,兴建高级病房大楼等时,这一点更加需要考虑。

第二,周期较长。一个项目,只要进入建设周期,周期都不会短。建设过程要耗费大量的人力、物力、财力,而且在项目交付正式投入使用之前三者相互的影响大。在进行调查研究和技术经济论证时,需要对周期长短所造成的方方面面的影响因素进行充分考虑。

第三,建设涉及面广、相互影响的因素多。翻建、改(扩)建、内外装修等方面的建设,涉及各方面的协作配合。因此,要求做到影响面最小、周期最短、投资最少、效益最快、利用率最高。

一个项目实施(完成)之后不能随意移动或变化。除医疗设备外(移动一次也非容易),工程项目一旦建成,地点不可移动,规模不可随意增减。因此,在建设之前一定要"总体规划,远近期结合"。对项目本身的地址关系、地质条件、与周边建筑环境的衔接发展等应统筹考虑。

医院建设项目大多为较永久的工程设施,其寿命少则十多年多则上百年,在建设上要有较充分的"前瞻性"和"远期适应变更性"。

建设过程不能间断。医院的项目建设同其他工程项目一样,涉及土建、工艺、市政公用设施、环境等,一旦动工,就只能循序渐进,一环套一环才不致拖延工期造成浪费。

医院建设是相互关联着的群体项目建设。医院基本建设有其特殊性,既强调总体,又强调单体,每个建设项目都有特定的功能关系和用途,相互必须协调求"共生",关系必须明确"不混淆"。根据医院基本建设的内容和特点。要求基建管理工作必须遵照医院基本建设的客观规律,用好它的规律,同时要注意在增加内容和程序规律的同时保留原有的重要信息。

第四章　医院总体规划

医院总体规划是一个非常关键的过程,因为它可以帮助设计师和医院管理者在正式开始医院建设之前,对医院的整体规划和发展进行全面考虑,在设计中避免出现不必要的错误和浪费。这一环节的重要性随着医疗服务的不断发展和需求的变化,越来越受到人们的重视。

总体规划的概念可能是受到城市总体规划工作的启发,其与城市总体规划相同之处在于进入具体的设计前,设计者需要对复杂对象从总体上有一个清晰的结构性的把握,以免直接进入具体设计而造成"只见树木、不见森林"的错误。在医院建设中,总体规划是一个非常复杂的过程,需要考虑到很多因素,例如医疗服务的需求、人口分布、医学技术的发展趋势、医院的财务预算,等等。

国外有研究者将总体规划任务细分成三个部分,即场地规划、结构性规划、远期规划,在国内的医院建筑实际工程设计以及一般的研究文章中所提到的总体规划通常是指医院总图设计。但是随着医院往集中化发展,很多功能集中在一栋建筑中竖向分层,一些最基本的首先应考虑的因素往往在总平面上无法表示,而要加上三维立体的设计因素,因此,仅仅停留在总图设计上是远远不够的。惠勒提到"schematic plan"应该是指在三维立体层面上对医院进行总体上的发展计划,如果将医院的远期发展考虑进来,结合近期的建设规划,所涉及的内容就包括惠勒对总体规划所提出的第三项内容即远期规划。

一、总体规划包含的内容

1. 医院现状评估　包括医院的基础设施现状、医疗服务现状、医院管理现状等方面的评估。通过对医院现状的评估,可以更好地了解医院的发展现状和面临的问题,为制定医院总体规划提供依据。

2. 医院未来发展趋势分析　包括医疗服务的需求、人口分布、医学技术的发展趋势、医院的财务预算等方面的分析。通过对未来发展趋势的分析,可以更好地预测未来医院的发展方向,为制定医院总体规划提供依据。

3. 医院发展战略和规划　包括医院的发展目标、发展策略和规划方案等。通过制定医院发展战略和规划,可以更好地指导医院的发展方向和目标,为医院的整体发展提供保障。

4. 医院空间布局和功能分区设计　包括医院建筑的空间布局和各个功能区的设计。通过对医院空间布局和功能分区的设计,可以更好地实现医院各项功能的协调和整合,为医院的运营提供保障。

5. 医院建设周期、建设内容、建设技术和建设成本确定 包括医院的建设周期、建设的具体内容、建设所需的技术和成本等方面的确定。通过对这些因素的确定，可以更好地指导医院的建设过程，保证医院的建设进度和质量。

医院总体规划是医院建设中非常重要的一环，它可以为医院的长远发展提供有力的支持和保障，为医院的运营和管理提供指导和保证。因此，在医院建设过程中，必须重视医院总体规划的制定和实施，注重细节，全面考虑，确保医院建设的顺利进行和取得成功。

二、总体规划在医院建设中的重要意义

总体规划在医院建设中的重要意义不容忽视。医疗建筑的复杂性使得直接入手建筑设计往往陷入主观和片面。因此，总体规划的任务是搭建建筑的骨架和脉络，决定建筑交通关系和生长关系，将医疗规划"翻译"为空间规划。

在总体规划的过程中，建筑师需要将获得的信息转换为建筑语言表达出来，并为医院最终形态的形成确立一个合理的实施计划。这些信息包括基地状况、各种建筑设计及城市规划法规要求，医院管理者对医院发展的规划，医院所在地域的区域卫生规划要求，医院内工作者的各种工作流程及对空间发展的要求，建筑设备及医疗设备对特殊空间的要求，病人对诊疗环境的新要求等。

除了新建医院在设计之初必须进行详细的总体规划，在医院的改扩建建设中总体规划工作也十分重要。一座医院建成以后，在其后来发展的若干年中，医院对于自身建筑基础设施的要求会发生不断地改变。当既有的建筑基础设施不能满足新的诊疗需要时，医院的改扩建就会被提上日程。然而，医院每一次的改扩建建设并不只是为了满足医院刚刚增加的诊疗需要，更为重要的是为医院进一步的发展提供可能。医院未来不断增长的需要和对变化的适应性，其中一些在规划设计中有明显的体现，还有一些则是不可预测的。因此，在每一次的改扩建的过程中都应进行策略性的总体规划，使之与医院的最终发展目标相一致。

在过去很长一段时间中，我国为数不少的医院无论是新建还是改扩建对总体规划实施不是十分到位，由此带来的问题是显而易见的。有些医院在改扩建过程中"头痛医头，脚痛医脚"，结果医院建筑生命体不仅仍然"循环不畅"，为医院可持续发展埋下隐患。也有的医院盲目扩大规模，追求高标准。可能一时获得不错的效益，却没有看到长远的市场需求和发展趋势，给医院带来规模过大，人员超编，设备利用不足以及病床过多等效益危机发生的可能。还有的医院改扩建时由于缺乏全面考虑，没有充分论证采用何种方案能使一次性资金投入和长期运营付出达成经济的配比而使医院获得好的受益。可能为了节省一次性的投入而导致使用中高额的维护费用，造成较大的经济损失。

建筑设计专家呼吁医院总体规划必须受到更广泛的关注。在医院总体规划中，建筑师和规划师应当争取早期参与，在设计单体建筑之前应当注意总体，考虑全局。每项医院工程设计动笔之前都应该以医院总体规划布局为基础，这一点恐怕是任何一个项目也

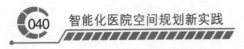

不能例外。

总体规划在医院中它确保了医院的物质空间提供不断发展的可能性,并尽量避免不必要的重复建设,使医院的运营始终处于有序的状态。每一次的医院改扩建都应进行策略性的总体规划,使之与医院的最终发展目标相一致。建筑师和规划师应当争取早期参与,在设计单体建筑之前应当注意总体,考虑全局,以医院总体规划布局为基础,确保医院能够持续发展。

当前在医院建设中,虽然建筑师们对于总体规划的重要性已经达成共识,但是由于我国医院建筑设计的前期工作的开展尚处在初级阶段,医院的总体规划工作远没有得到足够的重视。这也就导致实际工程项目中所做的医院总体规划还不够深入、不够成熟。因此,在医院建设中,我们需要更多地强调医院总体规划的重要性,提高医院经营管理者对于总体规划的认识和重视程度,以便更好地满足人们对医疗服务的需求。

医院总体规划本身这项工作极为复杂,需要对医院建筑设计有全面深入的认识,还需要考虑医院不同专业多学科的需求和认知,把医院的总体规划定位为一项系统工程。因此,我们需要在医院总体规划的制定过程中,充分调研医院的需求,围绕医疗服务的全流程进行规划,注重医院各个功能区域之间的联系和协调,以便更好地为病人提供优质的医疗服务。

三、功能区的划分与总体布局

为了更好地组织医院中的各种复杂功能,医院基建管理者最初想到的方法是对各个功能进行分类。然而,在医院各功能空间的分类上,并没有形成一个统一的看法,国内外的学者对医院功能的分类也存在一定的差异。

在我国的医院建筑规划设计中,常将医院划分为以下六个部分。

1. 门诊部　除了若干门诊科室,还包括门诊的公用部门和医技科室,如门诊药房、收费室、挂号室、化验手术室以及门诊办公室、示教室等用房。急诊部也往往和门诊合设或独立或相邻配置。

2. 医技部　包括影像诊断、放射治疗、中心手术、中心检验、功能检查、理疗康复、重症监护单元、核医学、人工肾、药剂科、高压氧舱等部门,以及相关的教学研究用房。此外,还有一些其他的医疗服务。

3. 住院部　由出入院接待、住院药房及各科病房组成。这个部分是医院中最为重要的部分。除了病房,住院部还包括手术室、ICU、CCU、一般病房和 VIP 病房等。

4. 后勤部　包括中心供应、营养厨房、中心仓库、洗衣房、冷暖站、中心供氧站、中心吸引、医疗器械修理、汽车库、动物房、太平间、污水站、变配电站、空调机房及其他设备用房等。这些设施都是医院正常运营所必需的。此外,后勤部还包括医疗废物处理、保洁、安全、消防、保安等服务。

5. 行政办公　院长办公、接待、会议、医教、医务、质检、护理、总务、人事档案、电话通信、统计、计算中心、图书馆、研究室等,这些是医院中支持性和管理性的部门。它们负责医院的日常运营和管理,保障病人的医疗质量和医护人员的工作环境。

6.生活服务　主要是住院医生宿舍、职工食堂、职工家属住宅、托幼设施、商店、俱乐部或职工之家。这些部分是为医院的工作人员提供方便和生活保障的。而且,这些服务也可以提高医院员工的生活质量,增强他们的工作满意度。

在医院中,这六个部分的划分方法并不是固定不变的,有时会根据医院的实际情况而进行调整。例如,一些大型综合医院可能会将某些科室分散在不同的部门中。此外,一些特殊的医院,例如儿童医院和眼科医院,可能会有一些特殊的部门。在医院的建筑规划和设计中,还需要考虑到未来的发展需求,保留一定的扩建空间,以适应医院的发展变化。

四、功能区总体布局的基本原则

(一)区分洁净区与污染区避免院内感染

在医院中,区分洁净区和污染区是非常重要的。无论是医院院区范围内,还是院区内的各个建筑物内部,其功能分区都要尽量使清洁物与污染物分开,健康人群活动区与非健康人群活动区分开。洁净区和污染区的分离可以有效地避免院内感染的发生。

对于整个院区而言,如果院区内包含了家属生活区,那么至少应将其与诊疗区分开。因为家属区完全属于健康人群活动区,而医院家属区不宜设在医院所处地区主导风的下风方向。如果有教学用房和医护人员宿舍,它们也应处在院区的洁净区内。

从整个诊疗区的角度来看,医疗区(包括门诊、医技和住院部)是相对洁净的区域,应当布置在日照充足、景观条件较好的位置,尽量布置在医院用地的上风口。这样可以降低空气中微生物的浓度,减少感染的风险。

而诊疗区的污染区域则包括某些医疗用房和服务用房。医院的传染科和传染病房属于医院的污染部门。服务部门则包括洗衣房、锅炉房、动物饲养、太平间等。这些区域的环境和设施都会导致微生物的滋生和繁殖,容易造成感染。

各个功能部门的内部也需要进行洁污分区。洁净区和污染区之间必须有明确的区分,然而单靠这一点远远不够,因为不同区域之间人和物的交流都很频繁,因此还需要进行详细的流线设计才能实现"洁净"和"污染"各得其所。某些部门对洁污分区和分流的要求特别严格,无论从室内设计还是设备装备方面都要求进行特殊的设计和处理,比如手术室和ICU。

在现代医院建筑设计中,医务人员工作的区域和流线也尽量做到与病人分开,这并不完全出于工作方便的需要,也是为了避免工作人员与病菌可能发生不必要的接触,以确保工作环境的清洁和工作人员的健康。毕竟,他们是待在医院中时间最长的群体。为了确保医院环境的卫生和工作人员的健康,我们应该更加注重细节,对于需要特殊处理的区域应该进行更严格的规定和要求。

(二)功能布局尽可能紧凑以提高医院整体效率

尽可能地使医院诊疗区域内的主要功能区靠近布置,主要是指门诊部、急诊部、医技部、住院部以及部分后勤支持部门。这几个部门的联系不仅频度高,而且总量大。虽然将所有功能完全集中到一栋建筑物中的做法受到很多质疑,但是将功能尽可能地集中从而提高效率,这是受到大部分医院认可的做法。不过,那些前面提到的有污染的部门,如传染病房、洗衣房、锅炉房、动物饲养等部门最好还是应该与主体功能部门隔离开来。

此外,为了提高医院的整体效率,我们建议在功能布局中增加以下措施。

(1)对于一些过去在不同地方分散的同属于医技部门的各个子部门,我们可以将它们聚集起来形成一个独立的区域,以便更好地管理和提高工作效率。

(2)为了提高消毒与供应、药品库、营养食堂等这些为医院提供给养、药品、敷料、清洁织物的部门的效率,我们可以将它们在一些设计中聚集在一起。

(3)财务、行政管理、信息中心这些部门也可以相对集中起来,以便更好地管理和提高工作效率。

虽然这些措施可能会增加一些成本,但是在提高医院整体效率方面,它们是非常有效的。

(三)有利于医院物质空间的可持续发展

使医院成为最复杂的建筑的原因有很多,其中很重要的一个就是在一所医院的整个发展历程中,由建筑构成的物质空间部分将不断发展变化。医院基建管理者在每一次对医院进行建设的时候,都应该提供足够的物质空间,以便未来的发展和扩张。这也成为医院总体规划功能布局的一个原则。

在功能布局中,应该为未来空间将很有可能继续增长的科室提供"生长接口",换句话说,这些科室不会因为其他功能空间的包围或外部空间条件的限制而无法扩张。除了医技部门外,还需要考虑到其他的潜在增长领域。例如,在未来几十年内,随着人口老龄化的趋势,需求量大的老年医疗服务也将成为一个重要的增长领域。

因此,在医院总体规划中,应该考虑到这些潜在增长领域,并为它们留出合适的物质空间。这样,医院才能适应未来的发展需要,实现可持续发展。

(四)处理好院区周边交通以及环境的关系

在院区设计中,功能布局和流线组织都是非常重要的方面。一个合理的功能布局是流线组织的基础和前提,而流线组织则需要在功能布局的基础上进行合理的设计。对于门急诊这样人流量和车流量都很大(应以一天中最大门急诊量计算)的科室来说,贴近交通压力已经很大的城市主干道布置不是一个好选择,除非在建筑与道路之间能够留出足够的广场等缓冲空间。因此,我们建议将门急诊科室设置在院区较为安静的区域,以确保病人和车辆的交通畅通,同时也能避免对周边居民的干扰。

在后勤服务部门中,锅炉房、洗衣房、污水处理、太平间等用房如果独立设置的话,该区最好靠近次要道路一侧,以方便物料等物品的输入以及院内污物的输出。此外,我们建议在院区内设置自行车停车区域,以鼓励员工和病人使用环保交通方式。

医院内部交通的组织应根据医疗流程的需要进行设计,对不同种类的人流和物流给予合理的安排,以确保各个科室各行其道,各有其所,总体设计上尽量避免迂回与交叉,避免路径过长和徒劳往返。此外,我们建议在院区内设置休息区域和绿化带,以提供给员工和病人一个舒适的环境。

五、医院建筑空间组合模式

在设计医院建筑的空间组合模式时,首要前提是满足医疗服务使用功能。在考虑医院内部功能需求的基础上,我们需要从客观实际出发,思考医院未来的动态发展趋势。一般医院建筑根据平面分类有工字形、五字形、指装、田字形、方格形等形式。这些形式不仅考虑了医疗流程的专业化,也兼顾了医院未来的发展趋势。

病房护理层形态分布有南丁格尔式、单走道式、单廊双护理式、双廊或回廊式、院落式、十字形或多组式、放射式等。这些不同的病房护理层形式是为了更好地满足病人的医疗需求而设计的。在更加宏观模糊的医院建筑空间组合形式中,我们还可以看到集中式、分散式和半集中式等不同的组合形式。

因此,医院建筑空间组合模式的设计应该根据医疗服务的需求,并考虑到医院未来的发展趋势。同时,我们也需要考虑不同的病房护理层形态分布,以更好地满足病人的医疗需求。这些是医院建筑空间组合模式设计中需要考虑的重要因素。

1.集中式　是指医院规模大、但用地小,只能纵向高空方向发展。采用这种布局会造成对纵向交通的较大压力,医院运行费用较高。然而,集中式布局的优点在于可以集中医疗资源,方便医疗人员之间的交流和协作,提高医疗服务的质量和效率。此外,由于医疗资源的集中,医院可以更好地满足病人的需求,提供更完善的医疗服务。因此,尽管该布局存在一些缺点,但仍然是一种较为流行的医院布局方式之一。

2.分散式　是指医疗设施相对独立或分散,通常建在用地相对宽敞的地区。这种类型的医院规模较小,可以分期建设,因此可以更好地满足当地居民的医疗需求。此外,分散式医院的环境也更加宜人,能够提供更加舒适的护理环境。然而,分散式医院的建设需要考虑到医院交通路线和工程管线的问题,这需要更长的时间和更高的成本。此外,由于医院分布广泛,可能会导致医疗资源的浪费,也会给病人带来一定的不便。

3.半集中式　能适应与满足不同规模的医疗机构,医院用地比较节约,内部交通路线相对短捷,也可创造医院优美环境。经过多年实践,目前采用此种形式的布局方式较多。此外,半集中式的布局方式还有以下优点:方便医护人员的沟通与合作,促进医疗团队的协作精神,提高医疗质量;可以更好地平衡医院的人流量,减轻大楼压力,有效缓解医院拥堵的问题;更好地满足不同人群的需求,例如老年人和残障人士。半集中式的布局方式已成为医院设计的主流趋势。

六、医院交通流线组织

需要考虑医院在卫生和管理方面的特殊要求,特别是在医院内交通流线组织方面。要建设一个卫生、安全且有效率的医院,需要遵守以下原则:①病人和医护人员的交通线路应分开,以避免交叉感染和其他安全问题。医院内交通流线应合理分布,避免拥挤和混乱。②医院内的交通流线应根据病人的病情和需求进行设置,以提高医疗服务的效率和质量。同时,应该有足够的标识和指示,以便病人和医护人员方便地找到目的地。

对于所有医院,无论是新建项目还是改扩建项目,都应该尽力遵守这些原则,这是建设一个卫生、安全且有效率的医院的最基本要求。医院交通流线组织的原则如下。

(一)重视医院卫生要求避免院内传染

医院是人类与疾病进行斗争的场所。然而,如果那些致病的病菌没有得到妥善的管理,不仅可能让病人感染上其他疾病,也会使医院里的健康人患病。如果这样的情况发生,医院将变成一个可怕的地方。因此,为了确保医院内部的卫生要求,医学专家们一直在探索如何避免院内感染的重要问题。在现代医院建筑设计中,为了保护医患双方的健康,医院基建管理者们越来越多地重视卫生问题,并将其作为医院交通流线组织的首要原则。

我们称可能成为感染源的物品为"污物",称可能成为感染源的人为"传染病人"。在医院交通流线设计中,理清清洁、污染、混合三条流线之间的关系,对物流和人流来说都是最基本的原则。因此,医院管理者需要根据不同人群和物品的特点,合理规划交通流线,将"污物"和"传染病人"的流线与普通病人或者健康人以及清洁的物品隔开,从而减少病毒和细菌的传播。

除此之外,现代医院的设计也更加注重医生的健康。尽管大部分的临床医生和护士都会不断地接触病人,但为了避免感染的风险,医生的工作区(除了诊室、病房和治疗室)也需要与病人活动的区域适当隔离。此外,医院管理者还可以通过提供相关培训和鼓励医护人员勤洗手等方式,提高医院内部的卫生水平,从而更好地保护医患双方的健康。

(二)便捷高效

医院是为治病救人而存在的场所。我们应该致力于减轻病人的病痛,缩短病人等待的时间。然而,这并不意味着我们需要牺牲医疗质量来追求效率。相反,我们应该通过提高医院的效率来优化医疗质量,让病人得到更好的治疗。

为了实现这一目标,我们需要从医院的诊疗过程入手。首先,科室之间需要高效配合,以减少整个医疗过程所需的时间。这需要科室之间的交通便利,包括人员的交通和物品的交换。我们可以通过优化医院的布局和交通规划,以及采用先进的物流管理系统来实现这一目标。

除了科室间的交通,医院物品的供应以及污物废品的输出效率也会影响医院整体的运营效率。例如,诊疗所需要的清洁物品和消毒器械必须快速准确地到位,以确保诊疗过程能够如期进行。同时,需要及时将污染过的用品从诊疗空间里输出,以保持环境清洁卫生。这些过程几乎每天都要进行若干次,如果交通不畅,将会带来很多不必要的麻烦和损失。

另外,我们还可以通过提供更多的医疗服务和支持来优化医院的效率和服务质量。例如,我们可以开设更多的门诊部门,为病人提供更为便捷的就诊服务。我们还可以引入先进的医疗设备和技术,提高医生的诊断和治疗水平。此外,我们还可以加强医疗人员的培训和管理,提高他们的工作效率和服务质量。

提高医院的效率是一个综合性的工程,需要从多个方面入手,包括医院的布局和交通规划、物流管理、医疗服务和支持等多个方面。通过不断优化和改进,我们可以让医院更加便捷高效,为病人提供更好的医疗服务和支持。

七、医院中人的交通组织

(一)病人的交通

由于病症不同,病情轻重有别,就诊的紧急程度也不同,因此病人这个大群体需要进一步的划分。除了传染病人和非传染病人之外,还可以根据疾病类型、年龄、性别等因素进行分类。

针对传染病人和非传染病人的区分,一般医院的传染科都有自己专门的出入口。另外,传染病房和非传染病房之间最好保持30米以上的距离,以确保病人之间的交叉感染风险降低到最低。特别是在住院区和厨房之间,更需要注意距离的保持。对于来就诊的病人,由于有些人并不知道自己的病症具有传染性,容易与一般门诊病人混在一起就诊。因此,建议在门诊的接待处设立预检分诊处,不仅可以引导病人进入相应的诊区就诊,还可以及时发现传染病症并疏导到传染病科,从而避免在就诊人群中感染他人。在新型冠状病毒感染流行期间,医院还设立了发热门诊,并单独设置出入口,以对可能有传染性疾病的病人进行分流。

除此之外,在儿科就诊时也需要进行特别的安排。由于儿科病人年幼体弱、抵抗力弱、易受感染的生理特点,初诊传染病儿、急诊病儿以及普通门诊病儿都应该在儿科就诊,并有专门的儿科出入口。这样可以确保儿童病人的安全,降低他们感染的风险。

(二)医护人员的交通

医院的工作人员包括医生、护士、行政管理人员和后勤人员等。医生和行政管理人员的活动范围相对稳定,行政人员主要在行政办公区工作。此外,医生还需要与其他专家进行会诊,以确保病人得到最好的治疗方案。在各科室和各部门的医生在工作时间内基本上都在本部门(急诊、门诊或病房)和科室内部活动,但他们也需要与其他科室的医生进行沟通和协调,以确保病人得到全面的治疗。

除了在工作区域内,医护人员还需要进行一些额外的活动。例如,住在医院院区内的医生和加班的医生需要去中心厨房用餐,而护士和后勤人员则需要在医院内部运送物品和信息。在我国大型医院中,一些物品已经依靠机械传输装置来运送,但护士和后勤工作人员仍需要完成部分物质和信息的传输工作。

护士是医院中最重要的人员之一,他们需要为病人提供各种检查和治疗。因此,护士的工作流程必须与病人的流程密切相关。他们需要在不同的病房之间移动,与医生和其他护士进行沟通和协调,以确保病人得到高质量的护理。

后勤人员的工作范围包括清洁、维护和运输物品。他们需要在医院内部不同的区域之间移动,例如清洁区和污染区。在进入洁净区之前,后勤人员必须进行一定的消毒处理,以确保物品不会污染环境。此外,后勤人员还需要与其他工作人员进行沟通和协调,以确保医院的物流工作顺畅运转。

(三)探视与陪护人员的交通

普通病房、急诊部、恢复苏醒、接待入院、放射诊断、理疗等部门是病人亲友陪护或探视的场所。虽然这些场所为病人提供了必要的治疗和护理,但对于身体虚弱的病人来说,进入这些陌生的环境可能会导致不适甚至紧张。因此,允许亲友陪护或探视,不仅可以缓解病人的心理压力,而且可以提高病人的舒适度和安全感。

病人的康复需要医护人员的细心照顾和亲友的关心陪伴。从人文医院管理的角度来看,允许病人亲友陪护探视,对于病人心理产生的影响是积极的。研究表明,亲友的关心和陪伴可以促进病人的自信心和抗病能力,进而加速康复过程。因此,医院应该积极鼓励病人的亲友探视和陪护,提供必要的便利和服务,以保证病人的舒适度和安全感。

除了管理方面需要给予相应的制度调整外,从医院规划和设计中也可以体现对这一问题的关注。比如,可以在门诊大厅、急诊厅、医技检查与理疗部门、药房等处设置足够的等待空间,为病人的亲友提供舒适的等待环境。在手术部前厅可以设置家属等待区,儿科、ICU可以设置家属陪护夜间休息室。此外,部分医院的儿科还设置了游戏、教育和陪伴室,为病人的亲友提供更多的服务和便利。产科也可以开设家庭病房,为产妇和家庭成员提供更加私密和舒适的环境。

在病房的设计中,也应该充分考虑探视家属的需求和舒适度。可以设置合适的座位和休息区,为病人的亲友提供一个舒适的探视环境。同时,也要注意不影响病人的休息和治疗。这些措施可以有效提高病人的舒适度和安全感,促进病人的康复过程。

八、高效流程改进与变革管理在总体规划中的应用

无论是医院小规模改造,还是全新建筑,任何项目都属于一种变革。变革需要全面、深入的规划和设计,以确保项目的成功实施。在医院的规划和设计中,变革管理(即变革过程中用于管理人员的流程、工具和技术)应是一项必要的考虑因素,并应贯彻基建设施建造的所有阶段。这将确保变革管理的有效实施,以支持医院的顺利运营。

在流程改进(或医院就诊业务流程改进)工作中,变革管理显得尤为重要。这是通过一系列战略行动、识别、分析和改进现有流程,或者在医院创建全新流程以实现新的目标

与目的。因此,在医院设施的规划过程中,应多次展开流程改进迭代工作。首先,在早期规划阶段,应告知初步设计情况。在设计开发过程中,可通过利益相关者的参与进行流程测试,并使用实体模型测试假设情况。一旦设计完成,所选要素和必要流程必须进行相互调整。这些流程的重新设计工作为相关医院员工开展变革管理活动提供了大量机会。

研究表明,如果未足够重视变革管理,员工可能会抵触新流程及其基础设施,从而导致无法落实新流程,也会导致对"舒适"旧环境的改造代价高昂。因此,在项目总体规划阶段,有必要考虑采用结构化的有序方式,进行变革管理。众多医院皆致力于开发流程改进模型,以支持变革管理的顺利实施,从而确保医院的顺利运营。在此基础上,在医院的规划和设计过程中,还需要考虑到医患关系的因素。医患关系是医院运营中至关重要的一环,因此,应在规划和设计中充分考虑。医患关系的良好建立有利于医院的长期发展,而不良的医患关系则会对医院的声誉和运营造成影响。

此外,在变革管理的过程中,还需要充分考虑到员工的培训和意见反馈。员工的培训可以帮助他们更好地适应新的流程和技术,从而提高医院的运营效率。而员工的意见反馈则有利于医院更好地了解员工的需求和想法,从而更好地优化医院的规划和设计。

(一)医院总体规划高效流程改进

医院总体规划中,高效流程改进(rapid process improvement,RPI)是一个非常重要的组成部分。医院管理非常复杂,需要各个部门之间相互协调和合作。为了提高医院的效率和质量,我们可以通过引入新的技术和流程来实现高效流程改进。这些改进不仅可以提高医院的服务质量和病人满意度,还可以减少医疗事故率和医疗成本。因此,高效流程改进是医院管理的重要手段之一。

在实施高效流程改进时,需要对医院的各个部门进行评估,并找出存在的问题和瓶颈。然后,通过制定相应的计划和措施,来解决这些问题和瓶颈。这些计划和措施可能包括流程重组、技术引进、培训和人员调整等。通过实施这些计划和措施,可以有效地提高医院的效率和质量,从而更好地为病人服务。

RPI是一套用于改进业务流程的策略、工具、方法和培训程序。它可以提高业务流程的效率和产品服务的质量,从而为医院总体规划的实施做出贡献。在实施RPI时,我们需要认可并寻求客户的意见,了解他们的需求和期望,使我们的改进方案更加贴近客户的实际情况。为了确保改进方案的有效性,我们需要明确质量关键因素,使用数据和数据分析进行设计改进。我们也需要请求利益相关者和流程责任人支持创造和维护解决方案,消除缺陷和浪费,大幅降低失败率,简化和提高流程速度。所有这些步骤都是为了实现流程改进和产品服务的提升。

为了支持流程改进所需的行为变革,我们采用稳健的变革管理方法。这种方法不仅关注流程改进本身,还关注员工和领导的行为变革。我们需要通过培训和教育,使员工适应新的流程和技术。同时,我们也需要领导支持和参与,以确保变革的成功实施。变革管理的成功不仅取决于我们的改进方案,还取决于我们如何与员工和领导合作,寻求、致力于并接受变革。因此,我们需要与员工和领导进行沟通,了解他们的想法和顾虑,以便根据他们的反馈进行调整和改进。这样,我们才能确保改进方案的顺利实施,并实现流程改进和产品服务的提升。

(二)医院总体规划高效流程改进变革管理的四大要素

医院总体规划高效流程改进依赖于变革管理的 4 个关键要素,所有这些要素都应在项目全程予以考虑。

1. **项目规划** 从正确的角度出发对于成功实施变革至关重要。考虑项目和设施的部分关键要素,如评估变革文化、定义变革、制定战略、让合适的人员参与其中以及绘制未来愿景等,将为变革工作奠定坚实的基础。为了使项目规划更加全面,可以考虑增加以下内容:①分析所需的资源和时间。②制定详细的行动计划。③确定每个阶段所需的支持和参与方。④制定风险管理计划,以减少潜在的问题和挑战

2. **人员激励** 变革并非刚刚发生的事情,相反地,它是由一系列个体行为在共同实现目标时所产生的结果。通过征求支持与积极参与变革计划,医疗机构可以开始获得投入,并为结果创建责任制。领导变革对于成功的流程来说非常重要,但也应调查和确定变革计划所面临的阻碍,如有必要,应制订行动计划或策略加以应对。为了使人员激励更加全面,可以考虑增加以下内容:①建立有效的沟通渠道,以确保员工了解变革计划的内容和目标;提供必要的培训和支持,以帮助员工适应变化。③鼓励员工参与决策过程,以提高他们的投入感和责任感。④设计激励机制,以奖励员工的积极参与和贡献。

3. **启动变革举措** 医院的业务运营是所有变革举措的基础。如果基础较弱,变革在短时间后便会出现问题。在启动变革举措之前,协调操作可确保医疗机构不仅有能力,而且也有资质进行变革。确保操作方面与变革举措保持一致,可使员工能够以全新状态喜爱自由工作,且不会遭遇操作障碍。为了使启动变革举措更加全面,可以考虑增加以下内容:①确定变革举措的重点和优先级。②确定变革举措的实施计划和时间表。③评估变革举措对业务运营的影响,并准备相应的应对措施。④建立有效的监测和反馈机制,以确保变革举措的实施效果。

4. **支持变革** 医院必须有能力支持变革工作,如果未能提供支持,项目可能遭遇失败。重要的是,需监测成效以确保变革能成功又可持续,同时保证医院与各层级团队能够共享成果。认可其工作与努力是可持续变革不可或缺的一部分,向变革计划的参与人员和团队提供支持。为了使支持变革更加全面,可以考虑增加以下内容:①评估变革工作的成本和效益。②确定支持变革所需的资源和时间。③建立有效的沟通和协作机制,以促进各层级团队之间的合作。④设计奖励机制,以鼓励团队的合作和成果共享。⑤提供必要的培训和支持,以帮助团队适应变化。

(三)高效流程改进的落实

在医院总体规划流程确认中使用高效流程改进可以从以下几个方面入手:流程优化、管理创新和人才培养。

1.流程优化 医院内部的流程是医疗服务的基础,通过对流程进行优化和改进,可以提高医院的效率和质量。例如,对门诊挂号、医生诊断、药品发放等流程进行优化,可以缩短病人等待时间,提高医疗效率。流程优化还可以减少医疗事故的发生率,降低医疗成本,提高医院的经济效益。此外,流程优化还可以帮助医院建立科学的管理体系,减少人为管理失误,提高医院的管理水平。

2.管理创新 医院管理是医疗服务的保障,通过引入先进的管理理念和技术,可以提高医院的管理水平和服务质量。例如,采用信息化管理系统、引入医疗大数据分析等手段,可以提高医院的管理效率和决策水平。管理创新还可以促进医院的可持续发展,为医院未来的发展提供保障。同时,通过医院的信息化建设,可以让医生、护士和病人之间的交流更加高效和便捷。管理创新还可以帮助医院实现精细化管理,提高医院的服务质量和病人满意度。

3.人才培养 医院的医护人员是医疗服务的核心,通过加强医护人员的培训和教育,可以提高医院的服务质量和病人满意度。例如,加强医护人员的医疗技能培训、提高医护人员的沟通能力等,可以提高医院的服务质量和病人体验。人才培养还可以提高医院的技术水平和创新能力,为医院的发展注入新的动力。医院应该注重医护人员的素质和能力的提高,以适应不断发展的医疗服务需求。

第五章　医院的改扩建技术

医院建筑在我国医疗事业中发挥着至关重要的作用，由于其复杂功能性，更易受到科学技术和社会发展的影响。医院建筑的内容需要通过不断地更新和变化来适应最新的医疗需求和设备需要。目前，我国大量的医院建于 20 世纪末和 21 世纪初，随着医疗技术的发展，这些医院已经不能完全满足当前的需求。无论是在功能流线、医疗技术、诊疗模式、内外环境以及地区承载力等各方面，都已经达到了瓶颈。因此，我国医院建筑正经历着经济体制、医学模式和技术革命的变革，并随着人们对健康的愈加重视，我国医疗建筑正掀起新一轮的建设高潮。

据报道，目前国内 80% 的医院存在改扩建问题，20% 需要新建。考虑到经济、环保等因素，大量迁建和新建医院不太现实，对现有医院进行改扩建才是解决当前医疗难题行之有效的方法。医院建筑有着动态发展的特点，从理论上来讲，任何一所医院的发展过程均会经历从新建建成–若干次扩建–若干次改建–改扩建饱和–若干次拆建–新旧建筑交替动态更新的发展过程。医院建筑需通过改扩建实现适应社会的需求，完成可持续的更新。每一次改扩建代表着医院整体的一次更新，不断地适应医疗卫生发展需求，以满足医院现代化发展对医院建筑的要求。

然而，在改扩建过程中，会遇到很多问题。例如，改扩建工程在给现状条件制造矛盾的同时，也为医院现状问题的修正提供了一次良机。但是，如何在有限的用地条件下，对现有医院进行改扩建，是一个复杂的问题。因此，在改扩建设计的过程中，需要考虑到医院的整体布局、建筑的功能分区、建筑的环境条件、建筑的安全保障等各方面的因素，以确保改扩建工程的顺利进行和医院整体效益的提升。

另外，医院建筑的改扩建与现代化科技密不可分。例如，建筑信息模型（BIM）技术可以对医院建筑进行全面的数字化建模，以实现建筑设计的智能化和信息化。物联网技术可以将医院的施工过程进行联合管理和控制，以提高施工管理的精细化和智能化水平。人工智能技术可以对医疗数据进行智能化处理和分析，以提高医生的诊断精度和医疗效率。大数据技术可以对医疗数据进行深度挖掘和分析，以发现医疗领域的新知识和新规律。5G 技术可以提高医院的网络速度和通信质量，以支持远程医疗和医疗影像的传输。

因此，随着现代化科技的不断发展和应用，医院建筑的改扩建将更加便捷和高效。改扩建工程将为医院建筑的良性发展打下基础，实现医院发展的良性循环，并为我国医疗事业的发展做出更大的贡献。

改扩建是指对现有建筑进行改造和扩建的行为。其目的是满足人们对于建筑物的要求和需求，同时提升建筑物的功能性和实用性。改扩建的工程范围一般包括对现有建筑的内部和外部环境进行扩充性建设和改造,包括但不限于以下方面:①扩大建筑面积,增加可用空间;②改善建筑内部环境,提升居住和办公舒适度;③更新建筑设备和管线,提高使用效率和安全性;④改善建筑外部环境,营造良好的城市景观。

在改扩建的过程中,需要进行周密的规划和设计,确保改扩建的工程质量和安全性。同时,也需要注重环保和节能,尽可能减少对环境的影响。

医院改扩建的过程是一个整体更新的复杂过程,需要以一套科学合理的程序进行指导。在整个改扩建过程中,我们需要经历前期项目规划、总体规划布局设计和单体设计这三个阶段。下面将对这三个阶段进行详细的阐述。

一、医院改扩建的程序

1. 前期项目规划 前期项目规划是整个项目的定性阶段。在这个阶段,我们需要对医院的现状进行全面的分析,包括基础设施、人员配备、医疗设备等方面的情况。同时,我们还需要确定医院改扩建的目的和需求,包括新增科室、扩大医院规模等。在这个阶段,我们还需要进行市场调研,了解医院改扩建的市场需求和竞争情况。最终,我们需要制定出医院改扩建的总体方案。

2. 总体规划布局设计 总体规划布局设计是医院改扩建的定量阶段。在这个阶段,我们需要根据前期项目策划的总体方案,进一步明确医院改扩建的具体内容和实施步骤。我们需要对医院的总体规划进行详细的设计,包括医院的布局、建筑风格、绿化等方面的内容。同时,我们还需要对医院改扩建的实施步骤进行详细的规划,包括改扩建的时间节点、工程量和成本估算等。

3. 单体设计 单体设计是医院具体改扩建的落实阶段。在这个阶段,我们需要根据前期项目策划的总体方案和总体规划布局设计的具体内容,对医院的具体改扩建进行详细的设计。我们需要对每一个改扩建项目进行详细的设计,包括建筑结构、装修设计、设备配置等方面的内容。同时,我们还需要对工程实施进行全面的监督和管理,确保医院改扩建项目能够按照规划和设计要求顺利完成。

二、前期项目规划的内涵与实践

前期项目规划是整个医院改扩建程序的核心。如果没有这部分规划,后续的规划和单体设计就将失去根据。如果规划不够周密和详细,后面的设计和施工将会遇到各种问题,影响项目的进度。前期项目规划的主要工作以下几方面。①收集信息:现有医院的各专业相关图纸、医院管理人员及医生的想法,以及院区及周边地形的实地调研情况等。②综合分析:分析现有医院的优势和不足,进行改扩建的可行性分析。③概念设计:制定改扩建方案,并与医院管理层进行沟通和协调。④最终以规划方案的图表表达。

1. 策划目标 为了明确改扩建的目标,需要先了解医院改扩建的动机。然后,制定一套详细系统的改扩建策划书,以实现相应的目标,可参考表5-1。

表 5-1　医院改扩建的动机与目标

医院改扩建的动机	医院改扩建的目标
开展新业务	增加新的业务用房或扩建新楼
应对建筑、设备老化	建筑的翻新和设备的翻新
医疗功能的扩展或调整	某一部分功能的扩建或改建
提高对病人的服务水平	建筑环境的改善
改善工作人员或医患的工作环境	建筑环境的改善
流程不合理	内部空间的调整
响应政府指导	建筑功能的调整和形象的改善
减少能耗	建筑的节能改造
应对突发的灾情或疫情	建筑应急性改扩建
提高抗震、防灾性能	建筑结构的加固以及防火设计改造

2.策划原则

(1)首先要确定医院规模和功能:在确定大型综合医院改扩建规模时,需要进行大量的调研和分析。考虑地区经济水平、人口比例、医院服务半径以及所属地理位置等因素,不能盲目追求大规模、大高层建筑,而是要从医院的实际情况出发,确保资源的合理利用。

(2)充分利用现有资源:对老医院长期发展的成果,包括设备、人才、设施及服务需求人群,要做出评估工作。经过分析后,要妥善利用这部分资源,并纳入策划报告书中,确保项目的高效运作。

(3)注重可持续发展:医院建筑的能耗是普通公共建筑的 1.6～2.0 倍,因此要充分考虑到这点并指导项目策划。通过建筑师的设计,可以使医院朝着可持续方向发展。同时,还可以考虑引入新技术和新材料,以实现更加环保和可持续的建筑。

3.策划程序　一套完整系统的医院改扩建策划程序应该要详细考虑以下几点。

(1)对当前市场需求的分析:这包括了对医院服务人口数量和人口结构的深入分析。同时,必须考虑地区环境因素以及疾病构成分析,以便更好地了解病人的需求。还需要进行临近医院间的比较分析,以便更好地了解市场的竞争情况。

(2)对医院现有资源的分析:充分利用现有医院的优势,逐渐改善不足之处。这可能包括改进医院的医疗设备、提高医护人员的技能和知识水平,以及改进医院的管理制度等。

(3)对医院的未来发展态势的分析:结合我国当前医疗卫生服务行业的发展状况,以及现有医院的发展态势,确定医院的规模。这个过程可能需要考虑到未来的人口变化。

(4)其他:医疗技术的发展以及政策变化等因素,以便更好地规划医院的未来发展。

三、改扩建总体布局的内涵与实践

医院改扩建总体布局设计的目标是确保医院的可持续发展。为了实现这个目标,我们需要在前期策划书和可行性报告的基础上,结合医院的现状,最大限度地利用现有的医疗设施,制定医院的总体改扩建计划。这个计划需要一次性规划、分期实施,以确保医院的更新与发展。

在制定总体布局时,我们需要考虑以下因素。①确定医院的改扩建目标,如扩大医院规模、提高医疗服务水平等;②分析医院的现状和未来的需求,确定改扩建的重点和方向;③制定改扩建的时间表和实施步骤,确保改扩建计划的顺利实施;③考虑人力资源、资金和设备等方面的投入,确保改扩建计划的可行性和可持续性。

(一)主要步骤

1. 总体规划设计　在前期,基建管理者可以通过对医院现状的调研和评估,结合医院管理方的要求,详细掌握医院的功能分区、流线以及项目定位等,以此为基础形成多个方案。这些方案可以考虑多个因素,例如区域环境、医疗分区、流线组织协调、经济性等。这些方案可以进行比较,以便做出最优的决策。

2. 多方案比较　在进行多个方案的比较时,我们需要从多个角度来考虑,例如区域环境、医疗分区、流线组织协调、经济性等。这样可以确保我们做出的决策是全面的,并且可以进行优化深入。

3. 方案优化　在规划方向确定后,我们需要进一步细化工作。结合单体设计,我们可以确定建筑高度、出入口、流线组织等。这些细节可以确保最终的规划方案是完善的,并且可以满足医院管理方的要求。

(二)工作程序

总体规划应充分体现医疗功能要求,实现合理分区而又联系方便。现代医疗诊断、治疗服务要求能够适应现代社会快节奏的生活方式,方便病人、提倡高效,因此要求有严格的时间顺序,紧凑的诊断治疗程序。

为了更好地实现上述要求,我们建议在以下方面进行改进。

1. 评估现有设施的现状　根据医院现状的建筑的情况,需要评估现有建筑的建设年代、使用现状、使用寿命、功能位置等,以决定是否保留、保留至几期,还是属于发展规划中一部分,需要更新改造。同时,也需要考虑其目前使用功能及未来的使用功能,以便对建筑物进行改造和扩建。

2. 统计医院设施的使用情况　需要统计医院的日门诊量、日住院数等并记录各部门详细的使用负荷数据,以明确设施使用的增减趋势。通过分析现有设施与现有医疗服务之间之需求的关系,为改扩建提供依据。

3. 预测改扩建后的使用情况　需要预测医院规模、定位以及扩建医疗设施的增量等,以便更好地规划医院的发展方向。

4. 确定各功能区面积的比例 需要根据医院的定位和规模,再结合使用者的功能需求以及各科室的沟通协调后,确定各功能区建筑分配比例。这样可以更好地满足病人和医务人员的需要,提高医疗服务的效率和质量。

5. 确定总体规划方块图 需要根据城市规划要求,确定用地红线和建筑红线,结合现有建筑医疗设施,确定分区建设位置和预留发展用地,完成最终的规划方块图。这样可以更好地规划医院的发展方向,促进医院的可持续发展。

6. 建立建筑的空间计划 确定了扩建建筑的建筑面积和位置之后,可以进行下一步的单体概念设计。通过建立建筑的空间计划,可以更好地规划医院的内部布局和装修风格,提升医院的整体形象和服务质量。

四、医院单体设计的内涵与实践

在医院建筑单体的改扩建方面,可以考虑以下几个方向以实现最佳效果。①建筑部分的改扩建。这包括水平横向和竖向叠加扩建,内部空间功能的转换以及外立面的改造。例如,可以添加更多的房间和走廊,以满足医疗机构的需求。设计师还可以考虑使用更先进的建筑材料,以改善建筑的外观和性能。②建筑室内外环境的改造。医院的室内外环境对病人的康复非常重要。在室内方面,可以考虑使用更舒适的家具和装饰,以及改善照明和空气质量。在室外方面,可以考虑增加绿化和景观元素,以提高病人的舒适度。③相关设备的更新改造。与医疗设备相关的更新改造也是很重要的。可以考虑更新医疗设备、电子设备等,以提高医疗服务的质量和效率。

(一)横向水平扩展

1. 延伸 新建部分是原有功能的延伸或补充,适用于新增加面积不大的门诊部或者医技部的扩建。可以在原有建筑的基础上加宽平面,一般是在交通空间的末端来扩展,或者结合庭院来拓宽平面,增加功能空间。这种方法的优点是可以轻松地扩大原有建筑的面积,而且可以根据实际需要来增加功能空间。

2. 添栋 目前,我国医院的新建门诊楼和住院楼,大都采用添栋的方法,这与我国医院管理体制有很大关系。在医院整体环境较差时,添栋的扩建方法是可取的,但最好能以某种方式与原有建筑相连。至于那种住院部和门诊部完全脱离的做法,虽然有利于防止交叉感染和不受干扰地分期建造,但不能很好地利用有限的土地,同时增加了住院病人的行走距离。在添栋的过程中,我们可以考虑在新建部分增加一些功能,以便更好地服务病人。

3. 嵌接 我国建于20世纪的一些医院很多都采用分散式布局,整个院区没有形成系统,嵌接就是把这些建筑通过交通空间连为一体,提高诊疗效率,改善就医环境。这种方法可以将原本分散的建筑通过交通空间连接在一起,形成一个整体,方便病人就医。

(二)竖向叠加扩展

竖向叠加是一种扩建建筑的方法,它分为屋顶增层和地下空间拓展两种情况。屋顶增层一般用于住院部楼顶,或采用柱网结构的灵活空间的改扩建工程。屋顶增层可以增加建筑的高度,扩大建筑的使用面积,同时也可以为医院提供更多的绿化空间、休息区和公共活动空间。而地下空间拓展则是依托原有建筑的地下空间,在建筑周围增加建筑空间的方法。地下空间拓展可以有效地利用原有的土地资源,增加医院的功能和服务能力。

1. 加层叠楼　加层叠楼是一种常见的建筑扩建方式,它分为整体加层和局部加层两种。整体加层是在现有建筑的顶部增加一层或多层新建筑,从而增加建筑的高度和使用面积。局部加层是在建筑的某个部位增加一层或多层新建筑,以满足医院的特定需求。通过加层叠楼的方式扩建后,建筑之间可能存在明显的差异,医院需要注意处理好两者之间的关系,使之协调,形成整体统一的效果。建筑局部夹层由于某一区域荷载的变化,需要处理好结构的加固和建筑局部不均匀沉降,以保证建筑的安全和稳定。

2. 充分利用地下空间　对医院而言,地下空间有其独特的优势,医院应该发挥其特性,充分利用地下空间,为医院提供更多的功能和服务。地下空间可以改造成医疗设施、病房、办公区、储藏室等特殊的医疗功能空间,从而满足医院不同的服务需求。在利用地下空间时,医院还需要考虑地下水位、土质等因素,采取适当的防水和防潮措施,确保地下空间的安全和卫生。

(三)内部空间的功能转换

内部空间的功能转换一般分为两种情况。第一种情况是,由于医院用房的功能老化或新功能空间的引入,而需要将其它功能空间进行转换。第二种情况是,将非医疗建筑如办公楼、酒店建筑改造成医疗建筑,使其使用性质发生改变。

对于原有医疗功能的功能变化,一般是由于新兴功能科室的出现或某一功能的扩展而引起此类改建问题。前一种情况通常的处理方式是把医院的辅助功能(如办公空间)进行改造。这种改造的技术问题包括原有建筑的荷载、建筑地面的排水系统、空间的空调设备系统的衔接等。

而对于其他性质建筑类型的改造成医院,则需要做好前期可行性分析和策划报告。需要根据地区承载能力和特点来决定医院的规模和性质,所有前期工作结束后,再开始具体的设计工作。这种改造的技术难题包括:改造后的建筑消防防火设计、建筑的层高协调处理、医院的各个功能区域的联系和区分、建筑内部的物理环境的改造等。因此,建筑师需要特别深入思考这些问题,并提出解决方案。

(四)相关设备的更新改造

建筑设备和医疗设备都有其寿命周期,而且随着科学技术的发展,这些设备使用一段时间都会进行更新改造,包括医疗设备和建筑设备系统。在方案设计过程中,需要考虑到放射科等拥有大型医疗设备的科室对使用面积及荷载都有严格要求,因此我们需要将这些设备布置在能够提供大空间的新建建筑首层或地下室,以获得双重保证。此外,建筑设备的改造和增加也必须增加大量的管井,因此,要在保证医疗空间的前提下合理布局,尽量集中。这些改造和增加也会占用吊顶内的空间,导致吊顶高度下降。特别是新建建筑中配备洁净手术室的手术部,因为需要在手术区内组成层流,所以需要在保证空间效果的前提下进行紧凑的综合布线,保证净高。

另外,在设备的更新改造过程中,我们还需要考虑到一些其他因素,比如新设备的功能和性能等。新设备的功能可能比旧设备更加复杂,因此需要培训医护人员掌握使用方法;新设备的性能可能会影响到医疗过程,因此需要对设备进行质量控制和检测。此外,设备的更新和改造也需要考虑到成本问题,因为这些过程需要投入大量的人力、物力和财力。因此,我们需要进行周密的预算和计划,确保设备更新和改造的顺利进行。

(五)新旧功能体的交通衔接

在医院改扩建布局更新中,新旧建筑功能体的衔接过渡是必须面对的一个重要问题。新的功能体出现后,需要与原有布局中的功能空间形成医疗流程上的联系,以满足医院的功能需求与形态。这种联系包含功能属性的衔接和功能空间的衔接两个方面。

在功能属性衔接方面,需要根据治疗功能的相关性原则,就近组织新功能体使病人在就医时形成连续的就诊路径,以尽可能快的到达目的地,缩短步行距离,提高医疗效率。此外,还可以在相关功能科室间共用部分医疗设备,形成医疗资源的共享,以更好地服务病人。

在功能空间衔接方面,则需从建筑学的角度出发,使新出现的建筑空间与原有建筑空间发生联系。这样病人在就医过程中就可以始终处于稳定的环境中,避免病人从一个功能区经室外环境到达另一个功能区,增加产生交叉感染及流线交叉的压力。因此,在本书中,我们从平接式、间接连接式、空间咬合式四种方式论述新旧建筑的衔接。

1. 平接式　平接式是将新建建筑空间与旧有建筑空间直接对接的方法。这种方法有许多优点。首先,平接式连接整体性高,因为它在建筑形体上没有明显的交接痕迹。其次,平接式使得功能区联系性强,因为新旧建筑可以形成完整的统一体,从而避免将院区有限的空间打碎。然而,这种连接方式的连接部位是建筑的某一完整面,因此新老建筑需要贴邻建设,以确保连接的平稳过渡。此外,不同时期的建筑的结构性质不同,因此在设计中需要通考虑抗震缝设置,避免新旧建筑对彼此产生负面影响。同时,由于新建筑的建设对老建筑的结构有影响,在开工建设时需要考虑如何避免对既有功能体的结构造成损坏。因此,在设计和施工过程中,需要进行详细的规划和协调,以确保平接式的成功应用。

2. 间接相连式　间接相连式是指通过第三者空间将新旧功能体相连。在医院中,间接连接主要表现为连廊空间,常作为新旧建筑之间的交通空间,呈现为一字型形态。连廊空间在功能布局中起过渡作用,但在建筑设计中常被忽略。实际上,连廊空间是病人往返不同功能区使用率最高的交通空间。根据环境行为学的理论,人步行的疲劳期限为200 m。对于医院建筑来说,病人的体质虚弱,需要格外的关怀。过长的连廊尺度会增加病人的焦虑与烦躁。为避免因狭长而深远的连廊空间使人看不到尽头,而导致病人产生紧张焦虑的感受,可以控制连廊长度、适当加宽连廊宽度。

除了控制连廊的长度和宽度外,还有其他方式可以改善连廊空间。例如,在连廊空间引入艺术品、音乐、色彩等美学元素,形成多元的空间层次,营造温馨的氛围。这些美学元素有益于病人不良情绪的转移,使病人感受到人性的关怀与尊重,减少病痛与孤寂的感受。此外,特殊材质的引用也可以改善连廊的氛围。

3.空间咬合式　空间咬合式连接是一种将新旧建筑通过自身建筑形体围合关系相互咬合穿插的方法,以实现扩建的目的。这种连接形式常以新老建筑共有的垂直交通空间、共享中庭空间作为咬合部位,完成新老建筑的空间过渡。这种方式加强了新旧建筑之间的联系性,同时满足了室内环境对自然通风与采光的要求。通过共享空间的环境设计,空间咬合式连接丰富了空间层次,是一种比较理想的新旧建筑衔接模式。

此外,空间咬合式连接还可以在新建筑和旧建筑之间增加更多的公共空间,例如,休息区、会议室、咖啡馆等,以满足人们对于社交、交流和休闲的需求。这种空间咬合式连接不仅仅是一种简单的建筑衔接模式,更是一种为人们提供更丰富、更舒适、更美好室内环境的设计思路。因此,空间咬合式连接是一种值得推广和应用的建筑设计模式。

4.医院街　通过医院街将各功能区进行衔接也是应用广泛的做法。"医院街"的概念是将各功能单元如城镇规划一般通过主干交通联系起来,形成具有明显空间序列。这种序列的意义在于,通过将各个功能区有机地连接起来,能够进一步提高医疗机构的综合服务能力。因此,"医院街"作为功能组织的骨架,通过向各个功能区开放端口的形式,将功能协同组织起来,形成具有视觉可达性及可识别性的交通主轴。这样,病人和家属在医院街上可以更加便捷地寻找目标,提高了医疗服务的效率。

对于部分医院的改扩建工程,通过"医院街"将新旧功能区串联起来,形成具有导向性的空间序列,不失为有效的办法。在实际工程中,我们可以根据建设需求限定"医院街"的宽度和长度,以限定病人的移动范围,提高病人的就医效率。同时,我们还可以在"医院街"上增设一些休闲设施,如绿化带、休息座椅等,为病人和家属提供一个舒适的就医环境。

(六)医院改扩建中智能技术的应用

1.智能化系统的内涵　医院建筑的智能化主要由三大系统实现:管理系统、信息系统、建筑自动化系统。

(1)管理系统:这里所指的管理系统不是人们常说的组织管理系统,而是指中央集成管理系统,是系统集成。作为医院建筑智能化系统的中枢,智能化管理系统是整个医院建筑的"大脑",承担着各个智能化分系统的调节和总控。这个系统的智能化程度将直接决定医院建筑的智能化程度。因此,建设一个智能化管理系统是提高管理效率和投资效益、降低管理费用、减少管理人员的关键。

为了提高智能化管理系统的效率,可以将其分为人工智能(AI)和非 AI 两个部分。其中,人工智能部分将依靠深度学习和机器学习等技术,使系统能够根据数据和经验自我提升,实现更高效的管理。非 AI 部分则将依赖于传统的人工指导和操作。

(2)信息系统:随着计算机技术,特别是网络技术的突飞猛进和日益完善,建设现代化的医院信息系统已经成为可能。作为医院建筑智能化建设的核心,智能化信息系统对医院建筑智能化建设起着至关重要的作用。建立在计算机网络技术上的信息系统,旨在建立一个先进的数据传输平台,并在此平台上为管理者、医务人员、病人提供电子数据、文件传输、网上协同办公、费用查询等服务,进一步提高工作效率和科学决策水平,优化服务质量,更方便、快捷地为病人提供服务。

医院建筑智能化信息系统还可以分通信系统与医疗管理信息系统。通信系统包括广播、电话、有线电视及卫星电视接收系统、各种呼叫系统、信息查询系统、电视会议等。医疗管理信息系统包括药品管理系统、病历系统、病房管理系统、自动挂号系统、财务系统等。

为了进一步提高信息系统的智能化程度,可以使用自然语言处理(NLP)和机器学习等技术来分析和处理海量数据,提高数据的利用率和决策的准确性。

(3)建筑自动化系统:医院建筑作为科学、技术、信息的载体,是社会发展、技术进步、人民生活水平和生活质量提高的重要标志。作为医院建筑智能化的基础,它将在一定程度上影响医院物流、人流、信息流的和谐程度。建筑自动化系统除了包括设计合理、功能完备的建筑主体,还包括各种配套的自动化系统,如中央空调系统、火灾自动报警及消防联动系统、公共广播及紧急广播系统、建筑机电设备自动化系统、巡更管理系统、监控系统、通道(门禁)管理系统、停车场管理系统等。

为了进一步提高建筑自动化系统的智能化程度,可以使用物联网(IoT)技术来实现各个设备之间的互联和数据交换,实现信息共享和智能化控制。

智能化系统的建设不仅是医院建筑建设的重要方向,也是医院建筑与传统建筑的重要区别之一。随着科技水平的不断提高和各种智能化设备的广泛应用,智能化医院建筑将会更加智能、更加人性化、更加舒适。为了实现这一目标,我们需要不断地探索和发展智能化技术,并将其应用到医院建筑中,为医生和病人提供更好的服务。

2. 智能改造的策略 在对原有医院建筑智能改造过程中,充分结合现有平面布局、结构特点、空间尺度进行合理的智能化的规划布局与建筑格局。改造一般包括:增设设备用房、增加竖向管井、水平布线、增加功能用房。

(1)增设设备用房:智能化系统的增加必然需要设备用房。这种建筑一般位于地下空间,从而降低对其他功能用房的干扰。在进行改造时,还需要考虑原有结构承载力的问题。国外的数据显示,智能系统的设备荷载大约为 500 k/m^2～1 000 k/m^2,有些设备可能更大。这么大的荷载对于普通医院建筑的结构而言,显然是过大,需要进行加固改造。

此外,还应考虑设备的型号、重量、工作模式、布置形式以及后期发展的问题。情况允许时,可以在现有建筑周围贴建设备用房。这样,可以更好地利用空间,增加医院的功能,同时也可以减少对原有建筑的影响。

(2)增加竖向管井:智能改造一般是直接在楼板或墙上钻孔,在墙或吊顶上用线盒组织布线。这种方式线槽外露,严重损害室内形象。此外,线槽对宽度有限制,只能做基本的改造。

对于有大量数据线要求的,最好在某一集中位置,选择同一水平位置的竖向房间,兼做每层的信息收集房与竖向走线,这就是用房间做出一竖向管井。如果设备间贴建,竖向管井也可贴建,不过需要考虑场地条件和改造立面在次要方向上的限制。这种管井可以更好地组织线路,避免线缆混乱.

(3)水平布线:水平布线是指在建筑物内部,从电源电缆到用电设备之间的电缆线路。在进行水平布线时,需要考虑建筑室内净高。如果净高较低,可以选择顶棚布线或扁平电缆布线方式来布线。这种方式可以节约使用空间,并且不会占用地面面积。如果净高较高,可以选择线槽、网络地板等方式来布线。这些方式可以更好地保证电缆线路的安全性和稳定性。

(4)增加功能用房:原有的功能用房由于智能设备的介入使得建筑净使用面积减少,这可能会引起建筑功能的调整,需要重新规划建筑空间的使用方式。建筑智能化带来了新的机遇,如增强了建筑的可持续性、提高了建筑的安全性等,这些都是我们可以在重新规划建筑空间的同时考虑到的。因此,基建管理者需要在建筑功能与建筑智能化两者之间取得一个平衡,以确保建筑功能得到满足的同时,也能够充分利用智能设备带来的优势。

第六章 降灾减灾的设计理念

医院是提供病人诊疗、保健和护理的公共建筑。作为医疗服务和技术的载体,医院的核心在于高效实现医疗工艺流程。通过将医院建筑设计与先进的医疗工艺流程紧密结合,可以通过合理的功能布局、优化就医环节和步骤,提高医疗效率。这是医院建筑设计的核心。

同时,大型综合医院的设计管理有助于将医疗行业与建筑行业有机融合。大型综合医院建设项目建筑专业性要求高、使用人群及功能繁杂,建筑规模庞大,新兴产品多;实际工作中也普遍存在开发周期短、边设计边施工边研究的情况。因此,如何做好设计管理是医院工程建设管理工作的重要内容。

在通用工程设计管理的基础上,可以针对医院项目的独有特点进行分析,总结出适用于医院建筑的设计管理方法,促进我国在医院建设过程中树立设计管理理念,使医疗建筑作为公共建筑的重要分支,能够更好地服务于各类使用人群的需求。通过这种方法,可以优化工程建设过程,取得环境、社会和经济效益的多方共赢效果,促进现代医院建筑的可持续健康发展。

在医院设计管理中,预先制定的设计管理流程、方法和措施可以将设计管理转变为能够调动多方资源、协调多方配合的全过程综合性管理。这有助于避免因设计管理不到位而引起的拆改、返工、浪费、重新设计等情况。

因此,医院设计管理理念的提高可以带来许多好处,包括优化工程建设过程,取得环境、社会和经济效益的多方共赢效果,促进现代医院建筑的可持续健康发展。通过在设计过程中引入管理,可以避免因设计管理不到位而引起的拆改、返工、浪费、重新设计等情况。同时,通过针对实际中遇到的医疗流程、设计界面、设计信息等问题,提出解决方法,避免各专业之间的设计冲突,建立良好的沟通渠道,为医院项目按期、质优地完成提供可能。

一、医院建设项目设计管理的概念

英国学者 Michael Farr 最早提出设计管理的概念,他认为设计管理为在一定范围内的投资和周期里,物色适当的设计人员来完成相应的设计任务。在医院建设项目中,设计管理旨在确保项目在建设全过程中达到总体目标,同时保证项目的成本、时间、质量等方面的平衡。

在工程建设设计管理的概念上,可以进一步分为两种类型。

1.狭义的设计管理　通过设计人员或单位自身行为,将设计管理的含义理解为设计人员本身,或者设计单位内部对设计工作相应的管理。

2.广义的设计管理　从整个建设项目的层面上,将设计管理看作是医院项目管理的一个重要组成部分,是医院在建设项目全过程管理中的主要内容。在医院项目全过程中,从项目决策、实施到项目运营的各阶段,设计管理都扮演着至关重要的角色。

在医院建设项目中,设计管理的工作不仅仅是完成设计任务,更重要的是确保项目的可持续发展。这包括协调各方面的利益,与设计人员和承建商密切合作,跟踪工程进度,及时解决工程问题等。只有通过有效的设计管理,才能够实现项目的总体目标,同时保证项目的质量、安全、效益等方面的平衡。

二、设计管理阶段划分及主要内容

医院建筑设计是一个高度专业化的过程,它不仅涉及建筑、结构、机电和内装等多个方面,还需要考虑医院的特殊需求,如医疗设备的配置、医疗流程的规划等。因此,设计管理人员需要具备广泛的专业知识和管理能力,以便有效地协调各个方面的工作,并确保项目能够按时完成、符合预算和高质量地完成。

为了实现这一目标,设计管理团队需要针对设计的各个要素进行组织、计划和控制。他们需要与建筑师、结构工程师、机电工程师和室内设计师等专业人员密切合作,以确保设计方案的一致性和协调性。此外,他们还需要与医院管理人员和医疗专家进行沟通和协调,以确保设计方案能够满足医院的实际需求。

在管理和协调方面,设计管理人员需要具备丰富的经验和决策能力。他们需要根据项目的实际情况,制定适合的计划和时程,并且在整个项目周期中进行有效的监控和控制。此外,他们还需要不断地寻求创新和改进,以提高设计效率和质量。

设计管理阶段是医院建筑设计过程中至关重要的一个阶段。它需要设计管理人员具备丰富的专业知识和管理能力,能够有效地协调各个方面的工作,从而确保项目能够按时完成、符合预算和高质量地完成。医院设计管理阶段的划分与大型公共建筑设计管理阶段划分基本一致,如图6-1所示。

从图中可以清晰地看出设计管理阶段,但在实际工作中,各阶段是互相交叉的,上图中所表达的也仅仅是主要完成的时间,若不把后续工作(例如:设备采购、运维要求等)提前部署,就可能造成返工、浪费或二次设计等情况。不同阶段设计管理任务也都有所区别,各设计管理阶段的主要内容见下图(图6-2～图6-4)。

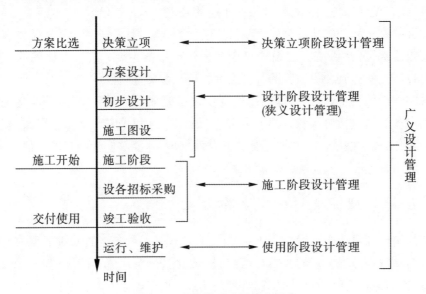

图6-1 设计管理阶段划分示意

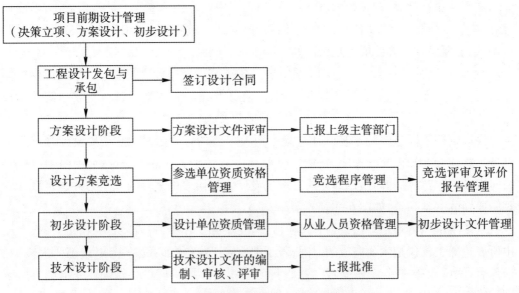

图6-2 项目前期设计管理主要内容及结构

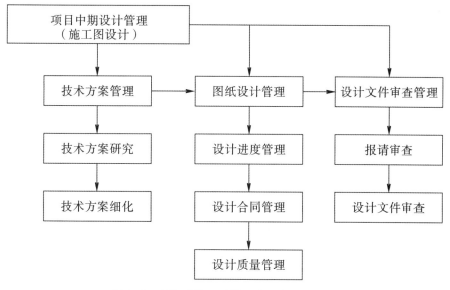

图6-3　项目中期设计管理主要内容及结构

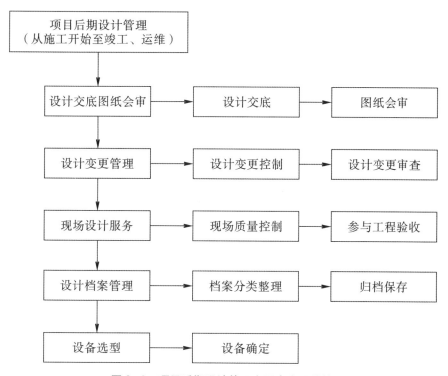

图6-4　项目后期设计管理主要内容及结构

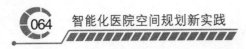

设计管理分为设计方设计管理和医院方设计管理两种角度。

1. 设计方设计管理 设计方的设计管理主要是服务医院,达到医院要求,在此基础上实现自身部门的协调高效工作。设计方的设计管理可以从以下角度考虑。

(1)设计过程的管理:从项目启动到设计完成整个过程的管理,包括设计目标的制定、设计方案的评审、设计变更的管理等。

(2)设计质量的管理:包括设计方案的可行性分析、设计方案的优化、设计效果的评估等。

(3)设计资源的管理:包括设计人员的组织和协调、设计软件和设备的管理等。

2. 医院方设计管理 医院的设计管理更关注项目本身,通过项目目标控制和计划,在时间和资金有限的条件下,达到项目设计质量优异的效果。医院方的设计管理可以从以下角度考虑。

(1)项目目标的确定:从医院的角度来看,项目目标包括医疗服务要求、投资预算、设计效果等。

(2)设计方案的评估:对设计方案进行评估,以保证设计方案符合项目目标。

(3)设计变更的管理:对设计变更进行管理,以保证设计变更不会影响项目进度和设计质量。

医院是工程项目实施的总组织者和决策者,医院的设计管理是项目设计管理的核心,是工程项目设计目标实现的关键。在项目实施中,设计方和医院方要密切合作,协调一致,共同推进项目进度,确保设计质量和项目目标的实现。

三、医院建设项目设计管理模式

建筑项目的设计管理模式对项目建设的全过程均有直接影响,设计管理模式的选择对于项目进度、成本、质量等都有直接的影响,甚至直接决定了项目的成败。因此,选择合适的设计管理模式对于医院建设项目的重要性不言而喻。

(一)设计管理模式

现阶段,大型医院建筑涉及的参建单位众多,涉及的专业也非常广泛。不同医院在建设过程中的人员配备及专业能力的不同会影响设计管理模式的选择。因此,为了确保项目成功,需要选用适合的设计管理模式。目前,常见的有以下两种基本的设计管理模式。

1. 单体式设计管理模式 在这种模式下,设计和施工分别由不同的参建单位负责,不同的专业分别进行不同的设计,最后由总包商进行施工。由于不同的专业有不同的设计周期,因此可能会导致项目的进度受到影响。另外,由于设计和施工分别由不同的单位负责,可能会出现沟通不畅的情况,导致质量问题。

2. 综合式设计管理模式 在这种模式下,设计和施工由同一家单位负责,不同的专业合作进行设计,最终由总包商进行施工。这种模式下,由于专业间沟通更加紧密,因此可以更好地解决不同专业之间的协调问题。另外,由于设计和施工由同一家单位负责,沟通更加顺畅,因此可以更好地保证项目质量。

除了这两种基本的设计管理模式之外,还有不少其衍生或组合模式出现。在实际项目中,应该根据项目的实际情况选择合适的设计管理模式,以确保项目成功。

(二)项目管理模式

1. 医院自主设计管理　如图6-5所示,建设单位以其本身的项目管理经验为依托,组建自身的项目管理团队,对建设项目实施管理。此种模式对于医院自身的能力要求较高,不仅需要具备丰富的工程经验和全面的专业技能,还需要掌握先进的管理方法和现代科技手段,以确保项目的成功实施。

虽然在医院建设中,很多项目都采用此种管理模式,但是项目管理团队能力并不强,不少管理团队中都存在医护转职做基建的情况,项目经验非常欠缺,对于其擅长领域要求过细,对其他领域一知半解。这些团队无法很好地把控设计深度与时间进度的关系,从而导致设计周期增加、设计质量下降,成本升高的情况。因此,为了确保医院建设项目的顺利进行,建议建设单位在组建项目管理团队时要更加注重人才的选拔和培养,不断提升团队的综合素质和专业水平,以达到更好的项目管理效果。

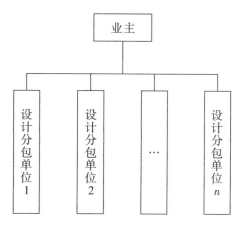

图6-5　医院自主设计管理模式

2. 委托项目设计管理　如图6-6所示,委托项目设计管理是医院将设计管理工作委托给项目管理咨询公司或设计总包单位。此种模式有助于弥补医院工程经验不足,专业能力偏弱的情况。此种模式的最大特点是医院与总体设计单位/项目咨询公司、专项设计单位之间均有直接的合同关系。设计总包单位/项目管理咨询公司,协助医院把握设计的关键节点、核心技术和标准规范,并管理协调各专业设计之间的关系。

除了提供帮助以外,委托项目设计管理还有许多其他的优点。例如,它可以为医院提供更多的设备选型和设计方案,使其能够更好地满足医院需求。此外,这种模式还可以帮助医院节省时间和精力,因为它可以减轻医院在设计管理方面的负担。此外,委托项目设计管理还可以提高医院的效率,因为它可以确保项目得到及时、高质量地完成。

该模式又分为部分委托和全部委托两种模式,部分委托即医院通过对设计管理工作和分析,完成其自身有能力控制设计管理工作,另外一部分委托设计总包单位/项目管理咨询公司来完成。具体采用何种形式进行设计管理,与医院自身的管理能力息息相关。通常情况下部分委托更为常见,但此种形式需划分好医院和总体设计单位/项目咨询公司的工作界面,通常协调的工作量较大。

委托项目设计管理是一种非常有用的方法,可以帮助医院更好地管理其设计项目。通过委托项目设计管理,医院可以获得更多的资源,提高效率,节省时间和精力,并确保项目得到及时、高质量地完成。

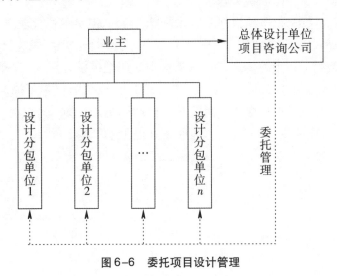

图6-6　委托项目设计管理

四、医院建筑各阶段的设计管理

(一)决策立项阶段设计管理内容

为使医院建筑达到美观、适用、经济和可持续发展的要求,科学、高效地完成医院建设前期工作是医院建设把控的关键。所谓前期是指立项决策阶段,主要工作是项目建议书和可行性研究两部分内容,其所要论证和研究的内容不尽相同。项目建议书所要论证的是医院工程建设项目的必要性问题;而可行性研究报告就是要研究工程的建设可行性的问题。两个部分所要表达的成果性文件应该是循序渐进、由简入繁的,工作的深度逐渐加大,投资的预测也逐步准确。工程项目决策立项阶段工作的好坏很大程度上决定了项目能否实现既定建设目标。

在决策立项阶段,医院的设计管理内容非常重要,为了确保项目建设的质量,医院需要聘请专业的咨询服务单位来编制项目建议书和可行性研究报告,同时还需要编制所需的支撑材料,如能源评估、交评、环评等文件。为了编制相应的文件,医院必须以周密的调查资料和丰富的专业知识为基础,充分了解医院建筑最新设计理念和现状。

在咨询服务单位编制完成后,医院需要审核文件是否符合相应地区的医疗规划和医疗能力扩展与适应原则,同时也需要对拟建医院通过各种相关经济技术指标进行客观的辩证,预测和评估医院工程方案是否科学适用,为医院建设项目立项提供合理的依据。只有这样,才能保证医院建设项目能够顺利实现既定的建设目标。

(二)设计阶段的设计管理内容

1. 方案设计阶段(扩初设计阶段)　在这一阶段,医院的设计管理工作首先是编制设计任务书,以便通过招标优选设计方案及设计单位。在编制设计任务书时,应符合以下要求。

(1)持续交流:在设计任务书的编制过程中,医院基建科应始终保持与医疗使用科室的沟通。这种沟通可以有助于发现问题和解决问题,确保设计方案能够更好地满足医院的需求。

(2)依法合规:编制设计任务书应当遵循国家法规政策及相关医院建设项目的技术标准及规范,以及各行政主管部门对于项目的规划等限制条件,以保证设计任务书能够依法合规。这种依法合规不仅可以保证医院在建设过程中遵循相关规定,还可以确保医院建设项目的质量和安全。

(3)明确医院需求:在设计任务书中,基建科要落实两方面的工作:一方面应在充分论证临床学科设置侧重点、主要科室之间的医疗流程特点和使用功能要求的基础上,把握项目的整体规划、平面布置以及面积分配等内容;另一方面应落实总务后勤保障体系的各项内容,如氧气动力系统、建筑电气与智能化系统、供水排水系统、医疗垃圾处理系统等后勤保障内容。这样的明确医院需求可以保证设计方案不仅满足医疗方面的需求,还可以满足后勤保障方面的需求。

设计任务书作为承载医疗功能需求的文件,有着非常重要的作用。其编制应由医院的决策层、执行层、操作层及各个相关医疗科室一起研究讨论,并最终完成定稿。设计单位以设计任务书为依据完成设计方案,并以相关图纸和实物模型的方式向医院汇报。医院自身组织力量或聘请相关专家评审方案,提出意见,并经设计单位修改、医院相关决策层确认后,选定方案,该方案设计单位即进入下一阶段设计工作。

设计单位对于建筑方案的修改过程,也是项目方案不断深化和改进的过程。在这个过程中,医院应加强对于优化过程的管理,及时向设计单位提供关于设计方案的建议和意见,并及时检查修改落实情况,以保证设计方案满足医院需求。在设计方案的优化过程中,设计单位也应该积极响应医院的建议和意见,不断深化和改进设计方案,以满足医院的需求。

2. 初步设计至施工图设计阶段　本阶段是医院建筑建设项目施工前的最后一步。医院的设计管理是督促设计单位按照合同履约,保证设计质量、满足经济性的条件下,要求设计单位在合同约定的期限内尽快完成项目需要的设计成果。初步设计阶段的管理的关键因素是校对初步设计文件的图纸质量及经济技术指标是否符合医院项目的使用要求,同时满足医疗工艺需求,并符合相应规范标准。同时应及时吸收各个项目干系单位(人)对于项目的有益意见。

在施工图设计阶段,医院应着重管理施工图纸的质量是否满足施工技术条件要求,同时满足医疗工艺需求以及施工图纸的进度能否满足施工的工期要求。并应保证施工图纸能够通过各相关主管单位的强制审查,满足国家相应法规规定。

3. 施工阶段的设计管理内容　项目施工阶段的主要工作目标是把设计阶段的施工图纸转化成工程实体的过程。在此阶段需要进行的工作包括但不限于:设计图纸会审、重点难点设计交底、专项施工技术方案审查以及可能涉及的质量事故分析等。这些工作都需要医院方主持或组织,设计单位与各参建单位配合,并且需要及时解决出现的问题。本阶段医院设计管理的重点内容是管理设计单位与项目各参建单位之间的有效沟通及协同工作。如果能够做好组织协调管理工作,可以让医院建筑建设项目平稳有序向前推进,为早日完成项目的既定目标,实现社会经济效益迈出坚实有力的一步。

同时,在此阶段的项目的变更签证的管理也需要医院的决策。因为设计图纸文件往往难以指导项目全程的施工,在实施过程中由于客观环境、条件的变化导致医院建筑标准、工程做法有一些改动和变化。这不仅会导致工期或费用的变化(增减),因此是医院必须慎重考虑的因素,也会直接影响某些参建单位的利益,因此必须谨慎决策。对于设计变更签证管理的有效管理,可以有效减少医院建筑建设项目的工程投资,以及加快项目的建设进度,保证工程质量。

因此,在项目实施阶段设计管理的重点内容应为:设计图纸会审、重点难点设计交底、专项施工技术方案审查及变更签证的管理工作等内容。此外,还应该注重团队建设和人员培训,不断提高施工质量和效率,确保医院建筑建设项目的成功实施。

4. 竣工阶段的设计管理内容　医院工程建设项目在报竣工及交付使用前,除应与其他公共建筑一样,要组织项目进行各种层次的验收以外,有条件的医院还应组织医疗工艺后评估,这是项目竣工阶段的设计管理的内容,编制客观真实的医疗工艺评估工作报告。

此外,在该阶段还应进行以下工作。①确认项目建设过程中的所有文档和记录是否齐全并妥善保管;②对工程建设项目实施的各项质量控制措施进行总结和评估;③对医疗设备的安装、调试和验收情况进行检查和评估;④确认所有相关单位和部门的工作是否按照规定和要求执行;⑤确认项目竣工后的保养和维护工作是否得到有效开展。

五、医院建筑的前瞻性设计

(一)以病人为中心的设计

医院设计应该围绕病人展开,旨在指导医疗服务提供者采用更有条理的服务流程,改善他们提供的服务,创建真正以人为本的医疗机构,满足病人和医疗服务者的需求。为此,医院设计需要注重打造家一般的舒适感,重视人,而非仅仅是技术的价值。除此之外,空间的设计还需要兼顾独处和社交活动的需求,无论是改造设计还是新建项目,都应该遵循以下原则。

(1)尊重医患隐私,确保病人信息和病历的安全。这不仅能够保护病人的隐私,还能够保护医院的声誉和信誉,让病人更加信任医院和医生。

(2)促进沟通、合作与信任,方便医患之间的交流和协作。这有助于医生更好地了解病人的情况,更好地为病人提供治疗方案,并且能够让病人感受到医生的关心和关注。

(3)鼓励病人及家属参与,提高治疗的透明度和参与度。这能够让病人更好地了解自己的病情和治疗方案,从而更好地参与到治疗过程中来,提高治疗效果和满意度。

(4)为病人赋权,让他们参与医疗决策并了解自己的治疗进程。这能够让病人更加有信心和决心去完成治疗过程,提高治疗效果和满意度,同时也能够提高医院和医生的信誉度和声誉度。

(5)改善安全和安保,确保医院内部安全和整体治疗质量。这能够让病人更加放心地接受治疗,提高治疗效果和满意度,同时也能够保证医院和医生的安全和稳定。

(6)提供无障碍居住环境,方便残障病人或老年病人的活动。这能够让病人更加方便地接受治疗,提高治疗效果和满意度,同时也能够提高医院和医生的社会责任感和形象。

(7)营造舒适的环境,缓解病人的紧张情绪,促进康复。这能够让病人更加放松地接受治疗,提高治疗效果和满意度,同时也能够提高医院和医生的品牌价值和吸引力。

(8)促进康复,通过医院的设计和环境营造来帮助病人更快地恢复健康。这能够让病人更加快速地康复,提高治疗效果和满意度,同时也能够提高医院和医生的专业形象和声誉度。

(9)通过设计帮助医务人员实现目标,为医务人员提供更好的工作环境和工作体验。这能够让医务人员更加愿意为医院和病人做出贡献,提高工作效率和满意度,同时也能够提高医院和医务人员的企业文化和形象。

(10)寻找设计机遇,实现解决未实现的需求,为医院的发展提供更多的机遇和可能性。这能够让医院更加适应市场和病人的需求,提高经营效益和影响力,同时也能够提高医院和医生的创新能力和发展潜力。

可持续设计是一种旨在最大程度地减少对环境造成的负面影响的综合性方法。除了注重以病人为中心的医疗服务外,越来越多的人也开始关注环境可持续型医疗服务。在医疗建筑和建筑流程中,我们应该尽量避免对病人或环境造成伤害。这意味着我们需要考虑如何减少对环境的负面影响,而非仅仅关注医疗服务的质量。例如,我们需要寻找替代方案,以避免向水中排放化学物质,或者制造过量的垃圾。在规划施工项目或医院改造项目时,医疗机构应该考虑项目或产生的结构将如何影响环境。

(二)可持续设计

为了实现可持续设计,医院可以通过各种方式将可持续设计原则融入设计和施工过程中。例如,可以使用可回收材料,减少填埋垃圾;使用本地建筑材料,无须远距离运输材料;采用遮阴景观减少利用空调给建筑降温的需求;采用节水景观减少植物需水量,或废水二次利用;在冷暖系统、清洗设备和照明系统中注重使用节能设备;室内设计使用自然采光;使用低挥发性材料,防止挥发性有机化合物和致癌物质释放到空气中等。这些措施不仅可以减少对环境的负面影响,还可以为医院带来良好的公众形象和声誉。

此外,医院还可以通过增加绿色空间或使用可再生能源等方式,进一步提高环境可持续性。例如,在医院内部建造花园,不仅能够为病人和员工提供休息和放松的场所,还可以减少热岛效应和减少空气中的污染物。通过使用太阳能或风能等可再生能源,医院可以减少对传统能源的依赖,从而减少碳排放和能源消耗。

在实践中,可持续设计需要不断地调整和改进。我们需要时刻关注新技术和新材料的发展,以找到更加环保、可持续的解决方案。通过这些努力,我们可以为环境可持续性和医疗服务的质量做出贡献。因此,医疗机构应该在制定和实施项目计划时,考虑如何在医疗服务的同时,保护环境并提高可持续性。

(三)合理的空间预留或弹性发展

合理的内外部空间预留为医院全方位发展提供了更多的可能性。在医院总体规划设计中,预留空间几乎与门急诊、医技、科研教学等几大功能模块同等重要。前期的空间预留为医院将来的发展提供了更多的可能性。当今科技发展日新月异,核心医疗技术、大数据、互联网等技术的发展更加迅猛,而且政策导向、专项资金争取、特色科室发展等方面也存在着不可预见的因素。因此,医院功能布局宜富有弹性和可生长性。

除了门急诊、医技、科研教学等几大功能模块,还可以考虑增加其他功能模块,如心理咨询、营养指导、康复训练等。这些功能模块可以为病人提供更全面的服务,同时也有助于提高医院的知名度和口碑。另外,还可以考虑增加更多的科室,如眼科、耳鼻喉科、口腔科等,以满足病人的不同需求。此外,在医院内部可以设置更多的设施,如健身房、休息区等,为病人提供更加舒适的环境。

外部空间的预留不仅仅指土地的预留,还可以考虑增加更多的停车位、绿化带等设施,为病人和家属提供更舒适的环境。此外,还可以考虑建设附属设施,如商业中心、住宿区等,为病人和家属提供更多的便利。这些措施可以为医院增加更多的服务和便利,提高病人的满意度。

内部空间也需要适度的预留。其原因有两点:一是部分科室受到自身布局特点的限制,不适合另外择址扩容;二是考虑到人员、设备的共享,辅助或关联科室的密切关系,不适合另寻他处进行补充建设。比较有代表性的区域包括手术室、影像中心、核医学科及检验中心等。如果另行择址扩容或改造,会带来洁污物品的供应及回收、放射防护的限制、人员及设备的共享、运营管理等方面的诸多不便。因此,在内部空间规划中,应该考虑到未来的发展需求,适度的预留空间。

预留内部空间的目的无非是解决以下两个问题:一是医院业务量的正常扩增,满足量的提升;二是从技术发展层面对某些设备或者开展的业务进行空间预留,满足质的提升。因此,对于医院而言,预留合理的内外部空间非常重要,可以保证医院全方位发展,并为未来提供更多的可能性。

　　另外,在医院总体规划设计中,还应该考虑到医院的文化和特色。比如,可以在医院内部设置一些文化展览区域,展示医院的历史和文化;也可以在医院内部设置一些特色餐厅,提供具有本地特色的美食,让病人和家属在看病的同时也能感受到当地的文化和风俗。这些措施可以为医院增加人文关怀的元素,提高病人的满意度。另外,可以考虑增加一些娱乐设施,如电影院、游戏厅等,为病人和家属提供更多的娱乐方式,让他们在医院中度过更加愉快的时光。

第七章 医疗工艺设计流程管理

在医院建筑设计中，医疗工艺是一个至关重要的方面。它是为了满足医院的医疗服务需求而进行的专业设计，包括医疗业务结构、功能、流程和技术要求，以及需配置的建筑、信息、医疗设备和各项医用设施等资源。医疗工艺的设计需要与建筑设计相匹配，以确保医院的建筑和医疗服务都能够得到最佳的支持。最终目的是完成医疗工艺的需求以完成医疗服务。在最新版的《综合医院建筑设计规范》中，医疗工艺的重要性得到了充分的体现，足以说明其在医院建筑设计中的重要地位。

现阶段医疗工艺"三段论"理论已经被广泛应用。具体来说，医疗工艺可以划分为规划设计、方案设计和条件设计三个阶段。医疗工艺规划设计的主要目的是根据医院自身的情况以及医院的发展目标确定医院的科室设置情况、各科室之间的逻辑关系，并估算医院的门急诊服务人数及床位数。医疗方案设计则需要在规划设计的基础上进一步明确医疗任务，确定一级医疗工艺流程，以及医疗工艺相关专业的方案设计。最后，医疗条件设计是在方案设计的基础上进行深化设计，以确保建筑能够达到医疗工艺要求的功能和技术参数。

医疗工艺的实现与医院的运营密切相关。医院可以利用医疗工艺提高医院的效率和服务质量。例如，医院可以采用智能化医疗系统来实现医疗工艺，通过智能决策系统、测量机器人、现场监控系统等技术来提高医疗服务的效率和质量。此外，医院可以利用医疗工艺来提高医疗服务的精准度和安全性，例如通过医学影像、医学病理诊断等技术来提高医疗诊断的准确性。因此，医疗工艺在医院建设和运营中的重要性不言而喻。

除了医疗工艺，物联网、5G技术、人工智能、大数据也是医院建设和运营中的热门话题。物联网技术可以将施工过程中的施工人员、施工材料、施工设备进行联合管理和控制，改变过去粗放式的管理方式。在医院运营中，可以通过物联网感知对象的相关数据以及信息，经过对有效信息的标准化处理，简化医院的医疗流程，建立医院流程的标准化、智能化。5G技术的应用可以提高医院的通信带宽和速度，加快医疗数据的传输和处理，为医院的运营和医疗服务提供更好的支持。人工智能技术可以在医疗诊断、药品研发、医学影像等方面提高医疗服务的精准度和效率。大数据技术可以通过挖掘 BIM 中的有效信息来辅助决策，在医院投资决策、医院建筑设计、医院施工管理、医院运维管理、智慧医院建设等方面发挥重要作用。

医疗工艺是医院建筑设计中至关重要的方面，其实现需要专业的设计和深入的思考。在医院运营中，医疗工艺可以提高医院的效率和服务质量，为病人提供更好的医疗服务。同时，物联网、5G技术、人工智能、大数据等新技术的应用也将为医院的建设和运营带来更多的机遇和挑战。

在前面的介绍中,我们多次提到了医疗工艺流程。医疗工艺流程是医疗工艺设计的核心,对医院建筑产生最大的影响。工艺流程划分以医疗功能单元为单位,直接影响医院建筑的总体规划、科室布局、设备摆放及配置等各个方面,贯穿建筑设计的全过程。医疗工艺流程是以病人为主体,以各项医疗、护理活动过程为基点,进行科学合理的分工和程序设计。虽然医院规模、重点科室等因素对医疗功能单元会产生影响,但一般来说,医院等级规模与医疗单元数量成正比。简单来说,级别越高、规模越大,医疗单元的数量就越多。为了更好地理解医疗工艺流程的划分,我们将其分为一级、二级和三级:①一级流程确定医疗单元之间的关系;②二级流程确定功能单元内各房间之间的关系;③三级流程研究房间内医疗行为组织。

可以看出,三级流程是一个设计不断深化、逐级推进的过程。虽然《综合医院建筑设计规范》中将医疗工艺流程的划分为两级,一级为各功能单元间的关系,二级为功能单元内部关系,但与我们的划分相比,其内涵是基本一致的。三级流程是将二级流程的细化,关注到房间内部(家具布置、机电点位等)。顺畅的医疗工艺流程可以有效提高医疗行为的效率,并使就医流程更加方便、快捷。因此,在医疗工艺设计中,需要充分考虑三级流程的细节,以确保病人得到高质量的医疗服务。

医院建筑的三级功能布局理论是以病人的医疗行为及医疗需求为核心,这样可以更好地满足病人的需求。由于医疗工艺流程是全部医疗活动的过程和程序,因此医疗工艺流程的核心内容与三级功能布局理论完全相符。然而,传统意义上的功能分区并不能满足医院建筑的需求,因为病人的医疗行为不可能只局限在某个区域内。例如,门诊病人需要在门诊部就诊,医技部做检查或治疗,最后可能转入住院部,这个完整的医疗工艺流程贯穿了三个部门。因此,引入"功能区、功能圈、功能组团"的方法更适用于医疗工艺流程。这种方法可以将每个层级与医疗工艺流程中医疗行为联系最紧密的功能部门和相关科室就近布置,从而减少就诊路线反复,缩短流线距离,减少交通压力,节省就诊时间,提升医疗效率和医院整体的环境品质。因此,三级功能布局的重要性不言而喻,它可以更好地满足病人的医疗需求,提高医疗效率,促进医院整体的发展。

医院的功能总体上分为医疗区、后勤服务区和科研办公区三大部分。医疗区是医院的主体部分,也是医院最重要的功能区。它包括了各种临床科室,如内科、外科、妇产科等。医疗区是医院的主要收入来源,也是病人最常接触的地方。因此,医疗区的设施和服务质量对医院的声誉和病人的满意度有着重要的影响。

后勤服务区则起到支持保障的作用。它包括了医院的后勤保障和支持服务,如餐饮、清洁、物流等。后勤服务区的作用是为医疗区提供必要的支持和保障,从而使医疗区能够更好地开展工作。

科研办公是医院科研教学和办公管理的部门。科研部门负责医院的科研工作,如研究新的医疗技术和治疗方法。教学部门则负责医院的教学工作,如培训医学生和研究生。办公管理部门则负责医院的日常管理工作,如人事管理、财务管理等。科研办公区的作用是为医疗区和后勤服务区提供必要的支持和保障,从而使医院能够更好地协调各部门的工作。

三者各司其职,相互联系,相互作用(图7-1)。在为了更好地服务于病人的前提下,合理的功能分区是根据医疗工艺流程来设计的。医疗工艺流程是指医院内各个功能区之间的工作流程和协作方式。因此,医院内的各个功能区应该就近布置,形成有机整体。这样可以更好地促进医院内部的协作和沟通,使各个部分能够更好地协同工作,从而为病人提供更好的医疗服务。

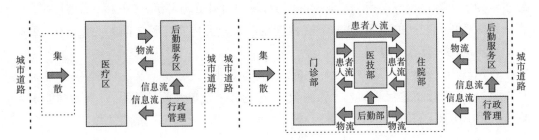

图7-1 功能区功能关系分析示意和医疗区功能关系分析示意

在医院的功能分区设计中,需要考虑不同功能区之间的关系和相互作用。例如,医疗区和后勤服务区之间需要有良好的协作和沟通,以确保医疗区能够顺利地开展工作。同时,医疗区和科研办公区之间也需要有良好的协作和沟通,以确保医院能够不断推进科研工作和医疗技术的创新。

合理的功能分区可以提高医院的工作效率和管理水平,同时也可以提高病人的满意度和医院的声誉。因此,医院的功能分区设计应该注重实际情况,结合医院的特点和需求,制定出最为合理的方案。

医疗区是整个医院发挥主要医疗功能的区域。它不仅是医院的核心部分,而且经常迎来医院人流峰值。因此,我们应该将它设置在院区靠近城市主干道、交通便利、较显眼的位置,并设置一定的疏散场地。这样,我们可以更好地为病人提供医疗服务,并确保他们的安全。

后勤服务区是整个医院的物流支撑区域。它与医疗区联系较密切,且有大量的物流运输。因此,我们应该为后勤服务区设置单独的物流出入口,靠近城市次干道,并与医院的主要人流区分开。这样,我们可以更好地组织物流工作,并确保医院的正常运转。

科研办公区是医院的管理部门。虽然与前两者的联系主要体现在信息流的传递,紧急度较低,但它同样是医院不可或缺的一部分。因此,我们应该在医院的次要位置,如较为隐蔽的地方,设置科研办公区,并与医疗区和后勤服务区建立便捷的联系。这样,我们可以更好地管理医院,并确保医院的顺利运转。同时,我们还应该为科研办公区设置部分停车位,以方便工作人员的出行。医院的三个区域各有其重要性,都是医院不可或缺的组成部分。我们应该合理规划,科学布局,为病人提供更好的医疗服务,为医院的顺利运转提供保障。

医疗区包括门急诊部、医技部、住院部三个部分。这三个部分的组成会直接影响医院整体的布局方式。门急诊部、医技部、住院部之间有密集的人流往来,且有峰值时段。门急诊病人和住院病人均需到医技部进行检查、化验、取检查报告等,互相之间有大量人流来回穿梭,只是住院病人的频率比门急诊病人要低得多。因此,在医疗区功能布局时,应将门急诊部置于前端交通最便利处,与主入口相连,并预留大面积的疏散空间。医技部应位于中部,连接两者,并设置便捷的联系通道。住院部应位于相对安静的后方区域,开设独立的探视入口,与医院次入口相连,避免探视人流与门急诊部的人流交叉(图7-2)。

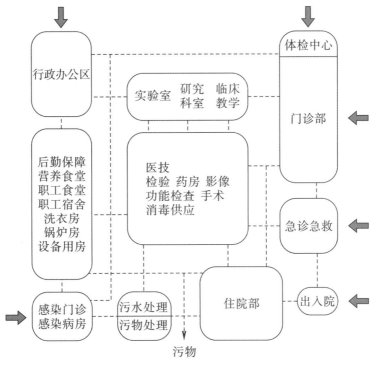

图7-2 功能区功能关系

后勤服务区对这三个部分的支撑主要体现在物流层面,主要传输医疗用品、餐饮和生活用品。只要建立便捷的物流传输通道即可。

一、医疗工艺设计管理原则

(一)顺应医疗行为需求

建筑的伊始目的是满足功能需求,设计应以满足使用者需求为基本原则。医院设计是以功能为主导的设计,以病人为中心,以病人的医疗行为需求为核心,功能布局设计。

然而,设计医院时,仅仅关注病人的医疗行为需求是远远不够的。我们需要考虑到还有其他的需求,如心理需求、休闲需求、安全需求等。这些需求在医院建筑中同样重要,因为它们关系到病人的整体体验。

因此,医院建筑不仅应该顺应病人的医疗行为需求,还应该考虑到其他方面的需求,以打造一个舒适、安全、人性化的环境。

比利时鲁汶大学的德鲁教授提出医院建筑为医疗行为提供场所,不同的医疗行为模式发生在特定的空间类型中,因此医疗行为需求是医院建筑功能布局的理论基础和出发点。理清医疗行为模式,顺应医疗行为需求,是基于医疗工艺流程的医院建筑功能布局的重要原则。

因此,在设计医院建筑时,除了考虑到病人的医疗行为需求,还需要充分考虑到病人的其他需求,以创造一个更加舒适、安全、人性化的医疗环境。

(二)避免交叉感染

在医院建筑设计中,避免交叉感染是非常重要的原则。如果医疗流线和功能布局设计不合理,就有可能造成交叉感染,危害到医护人员和健康人群的生命健康。因此,医院设计师需要采取一系列的措施来保证医院不成为制造病毒、传播感染的源头。

首先,设计师在功能布局设计时需要将具有传染性的科室和功能区域分开设置,并且设置独立的出入口和通道。这样,就能有效地防止交叉感染的发生。其次,在设计交通流线时,洁净流线和污物流线、传染流线和非传染流线要分开设置,以保证不同的流线之间不会相互干扰。对于病人分流,也要考虑医护人员流线的人性化处理。例如,在一些传染临床护理单元中,病房区域与医护人员使用区域要适当分区,设置缓冲和消毒区域,并通过专用的医护人员通道和病人通道进行分流,以此降低医护人员被传染的概率。

除此之外,设计师还可以采用其他措施来避免交叉感染的发生。例如,利用高科技的材料和技术,设计出更加安全、卫生的医院环境;增加卫生设施和设备的数量,以便更加方便地进行消毒和清洁;培训医护人员的专业知识和技能,提高他们的卫生意识和交叉感染防控能力等。

在医院建筑设计中,避免交叉感染是非常重要的。设计师需要充分考虑各种因素,采取一系列的措施来保证医院的安全、卫生和舒适性。只有这样,才能为病人和医护人员提供最好的医疗服务和保障。

(三)提高医疗服务效率

医疗服务效率是医院建筑设计的核心内容。医院的医疗服务效率取决于病人在医院内完成整个医疗流程所花费的时间,这可能直接影响整个医疗工艺流程是否完整顺畅,医院的功能分区是否合理,流线组织是否便捷,以及相关科室之间联系是否紧密等。

在保证安全有序的前提下,应尽可能缩短各种医疗流线的距离,减少交通浪费时间,提高医疗服务效率。尤其是对于病情较紧急的医疗部门,应避免由于功能布局和流线设计不合理导致的医疗服务效率低下,延长病人受病痛折磨的时间,更甚可能会危及生命安全。

(四)适度集约化布局

在目前城市用地高度紧张的现状下,总体布局适度集约化是高效利用土地的举措。除了集约化布置功能相近的部门外,也可以考虑将一些服务和支持设施放在一起,以提高效率和方便管理。此外,可以通过合理规划交通路线和公共空间,进一步提高土地利用效率。需要强调的是,适度集约化是为了加强功能联系,提升土地利用率,以舒适性和适宜性为前提,并不代表高度集约化、高容积率和绝对的高层化。因此,在总体布局中需要平衡各种因素,以实现最优化的利用效果。

(五)分期建设有序

由于医疗需求飞速发展,分期建设是必要的,可以缓解资金压力,逐步实现医院的规划目标。在分期建设时,需要根据医院的实际使用需求现状、未来发展需求以及资金周转等问题合理地安排工程量。此外,可以通过功能置换等方法,尽量避免在建工程影响现有建筑的正常使用,减少资源浪费。同时,可以考虑将一些常用设施或基础设施提前建设,以便更好地支持医院的日常运营。

综合医院的学科分类较多,流线复杂,需要设计者在设计过程中区分不同功能部门和学科的重要性,确定重点科室和一般科室的功能面积分配和分期建设的次序。在满足现有医疗需求的基础上,预测未来可能发生的变化,为未来发展做好预留,保证未来有序可持续的动态发展。同时,可以考虑引入新技术和新设备,以提高医院的服务水平和技术水平。

二、医院安全性、可靠性和专业性设计

正如本书讨论的,医院在设计和功能方面都极其复杂并具有较强的特殊性,如功能复杂化、对象专注、人流量优化等,医院中几乎所有区域都可以考虑纳入重点设计范围,加大对安全性和可靠性的重视力度,因为如果不确保这些区域的安全性设计和可靠性设计会产生很严重的影响。

无论是医院在新建项目或改造项目,在设计阶段均可预估、解决、管理医院设施新建或改建的安全风险。通过设计最大限度减少或消除潜伏风险是一种积极主动的风险管理方法。医院的设计涉及的范围非常广,包括建筑结构、电气系统、供水系统、空调系统、医疗设备等,这些系统和设备的安全性和可靠性直接影响医院的正常运作。

在医院设计阶段就要考虑这些系统和设备的安全性和可靠性,采取必要的措施进行优化设计,最大限度地减少安全隐患和故障发生的可能性。同时也要考虑医院日常运作中人员、病人的安全,设置合理的人流线路,避免交叉和拥挤,设置必要的安全出口和疏散通道。只有通过系统和全面的风险评估,采取有针对性的风险控制措施,医院的设计才能真正实现安全可靠。

(一)生命安全设计

任何医院在新建或改建中最基础的设计考虑因素是通过建筑特点实现生命安全和

消防安全,"以人为本"是医院建筑首要的建设理念,也是"生命安全第一"的理念源头,一切医疗活动,建筑特点包含消防安全工作无不是紧紧围绕生命价值关爱和"生命至上"的人本理念组织实施的,医院建设的理念和医院运营的理念具有极高的一致性。

(二)设计技术原则

医院建筑设计的基本原则之一是最大限度地缩短医疗救护路径,减少医患人流互扰,要求医院建筑的布局紧凑、流线清晰、路径快捷,以优化和提高医护效率、效能。通过合理配置医疗功能区、设置适宜的内部通道、设置明显的指示标识等措施,实现医疗人员和病人的高效流畅导航。

医院内部空间设计要考虑不同功能区之间的联系,减少人员和病人的来回流动,简化导航。例如,可以设置连廊、过道等空间连接病房病区、检查室、诊室等功能区,避免不同功能区的人员和病人频繁穿行。设置明确的导向标识,指示不同功能区的位置,可以有效帮助人员和病人理解空间布局,快速找到目的地。

(三)设计方案集约优化

增强生命安全意识要从方案设计的源头入手,统筹兼顾,合理确定医疗建筑的总平面布局,建筑空间形态,功能结构布置,实现人性化医疗功能和生命安全消防性能的融合共赢,是生命安全消防对策优化的关键。可以从以下三个方面入手:首先,优化生命安全的消防外部救援基础;其次,优化医院内部高效组织基础;最后,优化医院的布局配置。通过合理配置医疗功能区、设置适宜的内部通道、设置明显的指示标识等措施,实现医疗人员和病人的高效流畅导航,最大限度地缩短医疗救护路径,减少医患人流互扰。

医院生命安全设计的目标是构建安全、高效、人性化的医疗环境,提高医院运营效率和服务质量,保障医院所有人员和病人的生命安全。

(四)感染控制设计

达到生命安全标准要求的过程本身就困难重重。生命安全标准涉及医院的各个方面,要求医院采取严格的控制措施来确保病人和员工的健康和安全。然而,如何避免病人和员工感染,特别是医源性感染则是当今医院面临的另一大挑战,感染控制设计阶段,医院可以考虑以下问题。

医院需要评估各个部门的感染风险,并采取针对性的预防措施。例如,手部卫生是预防医源性感染的基础,医院需要确保所有医护人员都采用正确的手部卫生技巧。同时,医院也需要提供足够的手部消毒液和其他个人防护用品,以满足所有人员的需求。

医院还需要优化环境卫生,定期对医院环境进行清洁和消毒,尤其是高风险区域如手术室、重症监护室等。医院还需要对医疗设备进行适当的清洁和消毒,以减少交叉感染的风险。

通过评估风险并采取有针对性的预防措施,医院可以有效控制医源性感染,提高病人和员工的安全,达到生命安全标准的要求。医院需要不断优化感染控制策略和流程,并通过培训提高全体人员的感染控制意识,以持续改进生命安全。

(五)手消毒的使用

手卫生是医院感染控制最重要的因数,设计者应考虑员工工作流,以及员工离开病房至洗手池期间可能的污染区域,手消毒剂可置于出入口或病人之间,以降低同一病房内病人间的交叉感染。

部分医院或设计者在考虑时不满足手消毒流程要求,其中一个问题是分液器或洗手池的无效放置,另一个问题是员工在需要洗手时,双手却拿满物品无处存放。

设计者应考虑洗手池的可及性问题。洗手池应设于高度适宜,方便使用,且不影响正常工作流程。洗手池周边应留有足够空间供员工存放物品,避免手部污物和细菌返回工作岗位。

手卫生设施的合理布局,不仅可以提高员工的手卫生意识和手卫生操作的频率,更可以最大限度减少交叉感染的发生。医院管理者和设计团队应该综合考虑医院整体布局、各部门工作流程特点和员工人员流动,合理布置手卫生设施,以提高医院感染控制效果。

通过合理的设计,可以有效提高医院员工的手卫生操作频率和质量,减少医院内部交叉感染的发生,从而实现医院感染控制的目标,保障医院病人和员工的健康安全。

(六)气源性感染控制

医院可根据病人和空间类型,实施不同的气流策略,控制气源性感染。目前,气流策略有三种类型。

1. 正压　对于接受化疗或其他治疗使得免疫系统缺乏抵抗力的病人,应采用防御环境室防止环境中潜在污染。通常是通过增加从病人病房到普通区域(如走廊)的正压气流来实现,正压迫使空气排出病房,防御环境室内通过再循环实现较高的换气率。

对于需要防御环境室通过以及气源性感染隔离的病人而言,最好设计一间可供员工和探视者更衣、洗手以及满足其他医疗需求的前室。前室也可作为气幕区域,气幕系统采用两种不同气流模式,可降低区域周边的气源性感染。前室内的设计也有利于控制人员和探视者的进出,实现更好的感染控制。

防御环境室内的正压可以有效阻止潜在病原体的扩散,保护免疫力较低的病人免受外部环境的污染。通过控制进出口的气流方向和速度,可以实现较高的空气换气率并减少污染物的滞留时间,最大限度地减少病人暴露于环境污染下的风险。

同时,前室的设计也有利于控制人员和探视者的进出,实现更好的感染控制。前室内的气幕系统可以在进出口设置"气幕障碍",通过调节不同气流的速度和方向,实现"清洁区"和"污染区"的隔离,有效阻断潜在病原体的扩散进入防御环境室,从而降低病人感染的风险。

2. 负压　负压从周边区域吸取空气。当室内压力低于周边区域压力时,空气将从正压区域流出,穿过负压区域,并直接排出,使这部分空气不再循环。负压可用于多种临床区域,防止潜在危害。

负压室可用于患有气源性感染疾病(如肺结核、水痘以及 SARS、MERS 等)以及其他可通过空气传播的疾病的病人。这些区域需要负压来控制空气流动,避免病原体扩散到其他部门。负压还可用于有害废弃物存放处,例如,污物间和脏污织物房以及绝大多数实验室区域(如微生物实验室)。在这些区域,负压可以有效地隔离潜在的病原体和污染物,防止它们逸出并影响其他员工和病人。

与正压防御环境室一样,负压室的前室可作为气幕或供员工洗手和更换防护衣的空间。在任何使用负压的区域,为确保有效性,必须考虑以下几个问题。首先,负压区域的使用员工必须能告知此处是否有适当的负压气流。意味着即使建筑管理系统中已设置中央监控器,也必须在负压室外安装或者向员工提供负压监控设备,以保障负压供应。其次,必须合理地排出空气。排气管应远离进气管以及花园或室外活动区域等人员聚集地。必须仔细考虑病人群体,内外部区域污染风险。此外,还必须评估疗法类型,以合理确定负压区或负压室的数量及位置。

除病房需要负压外,病人入院区也可能需要负压,特别是可能存在空气污染的区域,例如,急诊室或灾害污染清除区。有的建筑师建议在此类负压区和其他负压治疗区间设立过渡分区,按照流量和需求,使整个病房或治疗区域能够快速转换为负压区,为员工和其他病人提供保护。

3. 层流　在洁净程度要求极高的区域,例如,大型手术室和移植室,层流很常见。在层流中,高流量气流被迫穿过过滤器(通常安装于天花板或墙体上),经过需要保护的主体。

例如,在手术室,空气被迫经过手术台,尽可能防止污染病人、员工和手术材料。层流可以有效地控制空气中的微尘、微生物和其他污染物,确保这些区域的空气质量达到最高标准。通过迫使空气流经过滤器,层流可以去除 99.97% 的空气中的微尘,包括病原体、细菌、病毒和其他微生物。

在手术室,层流可以最大限度地减少病人接触到的外部污染,从而降低感染风险。通过提供极其洁净的空气环境,层流有助于提高手术的成功率和病人的满意度。层流还可以保护医疗设备和手术工具免受外部污染,延长其使用寿命。

总的来说,层流通过高效过滤和强制空气流动,提供了极其高效和安全的空气净化解决方案。它在保证空气质量和减少感染风险方面发挥着至关重要的作用,特别是在需要高度洁净的医疗环境中。层流可以最大限度地减少外部污染对病人、医疗设备和手术工具的影响,从而提高手术成功率、延长设备使用寿命和提高病人满意度。通过提供极其洁净的空气环境,层流在保障空气质量和减少感染风险方面发挥着至关重要的作用,这对于手术室、移植室和其他需要高度洁净的医疗环境至关重要。

(七)供水系统感染控制

供水系统的感染控制管理不当时,可能导致严重伤害甚至死亡,为确保工程安全,首先,应关注水如何进入医院以及水的质量问题。其他安全问题包括水存储和水分配,所用设备,以及污水处理。

死角是水滞留和滋生有害细菌和其他生物体的地方。在设计给水系统(特别是医院的给水系统)时,死角是感染控制的主要考虑因素。避免在管道的终端和连接处形成死角,可以有效减少细菌滋生。

供水系统的感染控制涉及水的质量、水的分配、水处理设备以及水在系统内的流动。确保供水系统中水的质量和安全,需要对水进行多级过滤、净化和消毒处理。同时,还需要定期对水质进行检测,以确认水中没有有害微生物的存在。通过定期水质检测和处理,可以保证供水系统中水的清洁度和安全性。

在水的分配方面,需要避免水滞留,尤其是在管道的死角和终端部分。可以通过改进管道的设计、增加洗涤口和定期清洗等措施来减少水滞留,减少细菌的滋生。水处理设备如多级过滤器、净化器等也需要定期维护和更换,以保证其高效工作。

流动中的水更容易受到外界污染,所以供水系统的设计也是感染控制的关键一环。合理的管道布局、适当的水压和流速可以促进水在系统内流动,减少污染物的渗入。通过对供水系统的全面管理,可以有效控制感染,确保医院用水的安全。

(八)感染控制和废弃物流

医疗活动产生的大量废弃物,必须得到安全、有效的处理。在设计阶段,要考虑废弃物流向(无论是正常或有害废弃物)及其对感染控制的影响。

设计医疗机构时,需制定和规划如何接收产品、存储和分配清洁产品以及如何安全存储不同类别废物等问题。设计是需要特别注意以下问题。

1.分离或隔离运送废弃物的通道和运送洁净耗材通道　运送废弃物和洁净耗材的通道必须分开,以避免交叉污染。运送废弃物的通道应该位于医院的后台,远离病人和医务人员的活动区域。运送洁净耗材的通道应该设计为封闭的,以防止灰尘和微尘进入医院内部。

医疗机构内部的废弃物运送系统设计不当会增加交叉感染的风险。因此,在设计阶段就必须考虑废弃物的运送方式和通道,确保它们与病人和医务人员的活动区域完全隔离。运送废弃物的通道应该设计为封闭的,以防止废弃物外泄和灰尘进入医院内部。

2.科室级和全院级存放各类废弃物的合理区域　每个科室和整个医院都需要划分适当的区域来存放不同类型的医疗废弃物,确保它们被安全隔离。普通医疗废弃物应存放在密闭的容器中;危险废弃物如化学品和药物应存放在专门的防爆仓库中。

3.安全处理药品和化疗药物及设备　这些物品属于危险废弃物,需要特别注意处理和存放。它们应存放在专门的防爆仓库中,并采取措施防止火灾和爆炸发生。

(九)感染控制和再处理

再处理包括设备、器械和耗材的清洗、消毒及杀菌。为降低感染风险,无菌处理(再处理)科室一般位于医院的偏僻位置。如今按照新的相关规范,消毒供应中心作为手术区的延伸,可供其他科室进入,这可减少主手术室中对再处理后托盘和耗材的存储数量。

再处理需要考虑的另一个问题是在腔镜室、胃镜室、喉镜室及妇科、口腔科等内镜或

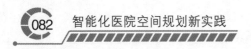

材料的清洁和消毒。以上许多区域部分医院已建立各自的消毒供应系统。在考虑整合上述服务时的一个潜在障碍是,消毒供应中心员工能否避免在清洁和运送过程中的交叉感染及保证运送材料的完好无损。

整合各个区域的消毒供应系统需要仔细评估每个区域的需求和工作流程。例如,腔镜室可能需要更快的交付周期以支持较高的手术频率,而妇科内镜可能需要更严格的无菌处理。消毒供应中心的员工需要接受额外的培训,以确保对各个科室的内镜进行适当的清洁和消毒处理,同时避免交叉污染和损坏。

三、机械、电气基础设施设计的安全性和可靠性

冗余或备用是任何医院必须考虑的问题,运营时,医院必须保障所有功能可用。下面介绍几种重要冗余或备用。

(一)备用供水系统

充足的洁净水对病人卫生和安全至关重要。然而城市水务服务并非100%可靠,目前医院现场储水除二次提升设备水箱外,很少医院做现场储水装置,建议新建医院考虑储水装置,通常每张病床可以考虑储水45~50 L,即便相关法规机构未明确要求,也应该考虑此类策略。储水装置可以确保医院在城市供水出现问题时仍能正常运营,避免手术或治疗被迫中止。

(二)医院备用电源系统

医院的正常运营依赖于可靠的电力供应,但城市电网也并非100%可靠,所以医院必须设置备用电源系统,以确保关键设备和系统的正常运行。备用电源系统通常包括柴油发电机组、锂电池组等。发电机组可以提供较长时间的备用电源,锂电池组更便于日常维护。医院应根据自身设备和用电特征,合理配置备用电源容量和类型。备用电源系统可以确保医院在城市电网出现故障时仍能继续运营,避免手术或治疗被迫中止。

(三)医院备用通信系统

医院内部及与外界的正常通讯同样重要,但通信系统也并非100%可靠,所以医院必须设置备用通信系统或通道,以确保关键信息的正常传输。备用通信系统通常包括光纤通道、无线通道、卫星通道等。医院应根据自身通信需求,合理配置备用通信系统和通道。备用通信系统可以确保医院在主通信系统出现故障时仍能正常通讯,避免重要信息传输被中断。

(四)备用暖通系统

实践证明,过滤、空气交换、温度控制和湿度控制是感染控制的重要因素,所有旋转机械设备都有一定的故障率。按照设计,此类设备不能在数十年内始终保持每日24小时的不间断运行。为此主要机械设备尽可能符合 N+1 备用要求,如有安置适当备用设施,即使个别设备需要预期维护和定期维修,也不会对病人和医疗造成影响。

备用暖通系统的设计理念是确保医院各区域的空气过滤、温度控制和湿度控制始终正常运行,不会因主要设备故障而影响医疗服务。系统采用冗余设计,主要设备每组都安装一台备用设备,备用设备参数与主设备相同,可随时替换主设备上线运行。同时,备用设备也定期进行检修,以保证其正常工作状态。

当主要设备出现故障时,通过自动或手动切换,将备用设备切换为主设备,继续保证系统的正常运行,不会对医疗环境造成影响。通过不间断的监控,及时发现主要设备出现的问题,并及时切换为备用设备,可以最大限度地减少医疗环境因设备故障而受到的影响,确保医院各区域的空气环境始终符合医疗要求,为医护人员和病人提供安全、舒适的医疗环境。

(五)病房层应急电力

出现短期或长期断电时,医院应急电力系统能否适当运行对确保病人安全至关重要,医院各层级员工能否尽职尽责遵守规范则是系统能成功运行的重要保障。

在改造和新建中,电源插座本身常常被忽视。当正常电源插座(通常是白色或浅色)以及应急电源插座(通常是醒目的颜色)均可使用时,应急插座仅可用于病人抢救或急救时,而非日常使用。应急电源插座供电线路应独立于正常电源,以防断电时正常电源供电线路受损影响应急电源。

应急电源插座应安装在病房内明显位置,并标注"应急电源"字样,以便医护人员及病人在出现断电时能够及时识别并使用。同时应设置明显的指示牌,指引病人及家属前往应急电源插座所在位置。

医院应定期对应急电源系统进行检验,确保各层病房内的应急电源插座、电线及电源开关等设备正常工作。并组织医护人员进行应急电源使用训练,提高员工的应急意识和操作能力。只有通过不断检验和训练,才能确保应急电源系统在出现断电时能够高效运行,最大限度地减少病人安全隐患。

(六)紧急情况下的安保设计

紧急情况发生时,医院需要控制入口和出口活动。医院很可能要封闭现场,维持秩序,保障安全。必须设计能快速、有效控制所有入口、出口和主要走廊的系统。这通常通过嵌入键控进出门的电子锁系统实现。

电子锁系统可以迅速锁定所有入口,防止未经授权的人员进入医院。同时,它还可以选择性地解锁某些入口,以便医护人员和紧急救援人员能够进入。在紧急情况下,医院还需要对主要走廊进行机械控制,以提供额外的安全保障。某些走廊可能需要安装防火门,以在火灾时进行隔离。也可考虑多个微型消防站,处突站等相关设施。

有时,需要对防火门进行机械控制,提供额外的走廊保护。机械控制系统可以通过手动或自动方式控制所有防火门和入口。在自动模式下,系统可以根据火警信号自动关闭相关入口和防火门。在手动模式下,指定的医护人员可以根据实际情况关闭入口和防火门,以控制人员和病人流动,并阻止火势扩散。

紧急情况下的安保设计需要考虑各种可能发生的紧急情况,并提供相应的解决方案,以确保医院在任何情况下都能够迅速、有效地控制人员和病人流动,保障所有人的安全。

(七)紧急情况下的空间转换

一般情况下,急诊室无法容纳灾后激增的病人数量。设计团队应考虑设计紧急情况发生时可转换为病人医疗、分诊或安置区域的空间,此类空间可兼做门诊手术室、办公空间或会议室。医院可在急诊室附近设计此类房间以免延误治疗,并改善病人周转量。

当医院很有可能收治受到化学或生物污染病人时(例如,医院所在区域有大型厂房、炼油厂、机场或生物实验室等),建议在医院内空旷区域设立可转换区域,这是最安全的解决方案之一。这些空旷区域通常较大,且较少人员流通,因此更容易进行隔离和改造。

在紧急情况下,这些可转换区域能够迅速改造为隔离病房或重症监护室以接纳大量化学或生物污染病人。医院应考虑在这些区域设置适当的通风系统、隔离门、手消毒站等以确保工作人员和其他病人的安全。适当的通风系统能有效排出病原体并减少传播风险;隔离门能够阻断病原体外泄;手部消毒站能让工作人员在进入隔离区域前彻底消毒,最大限度地减少污染风险。

同时,医院还应制定紧急响应计划,训练工作人员如何在空旷区域转换空间并提供必要的医疗服务。只有通过周密规划和反复训练,医院才能在化学或生物攻击发生时迅速作出反应,最大限度地减少人员伤亡和疾病传播。

第八章

医院以人为本的环境规划与建设

随着现代医学新模式的确立,医疗服务从供给模式不断转变为经营型模式。医院不再是单一的治疗中心,而是成为病人就诊、康复、预防和保健的综合服务机构。这一转变引发了人们对医疗服务的更高要求,医院环境的质量也成为病人关注的焦点。良好的就诊环境不仅能促进病人的康复,同时也能够体现医院的文化和理念,提高医院的形象和信誉。在医院环境规划和建设方面,优质的理念应该贯穿始终,以病人为中心,提供更好的就诊体验。因此,本章节将从医院园林绿化景观、标识系统、夜景照明等多个方面进行分析,探讨医院以人为本的环境规划与建设内容。通过合理的规划和建设,可以提高医院的服务质量和病人满意度,增强医院的竞争力和可持续发展能力。

一、医院园林绿化设计的概念

(一)净化医院院区空气

绿植对医院的空气质量可以发挥很大的作用。除了过滤和吸附空气中的灰尘,绿植还有很多其他的好处。例如,绿植可以调节温度、湿度和气流,从而提高空气质量。绿植还可以将二氧化碳转化为氧气,从而增加空气中的氧气含量。这是非常重要的,因为空气流通和氧气含量的不足会导致病人健康状况恶化。

随着城市汽车数量的增加,汽车废气排放量也在增加,这对人们的健康带来了威胁。二氧化碳和可吸入颗粒物对空气质量的影响越来越严重。在这种情况下,医院可以通过栽培更多的绿色植物来调节空气流动、净化空气,从而保护病人的健康。同时,绿植可以减少噪声和紫外线的影响,提高院区环境的质量。因此,我们强烈建议医院在院区内种植更多的绿植,以提高病人的生活质量和健康水平。此外,绿化院区也有助于病人的心理健康。医院的环境往往让病人感到压抑和不安,而绿植可以让院区更加宜人,减轻病人的心理负担。绿植还可以增加院区的美观度和舒适度,让病人感到更加舒适和放松。因此,绿化院区对于病人的康复非常重要,我们建议医院在院区中种植更多的绿植,以改善病人的心理和生理状况。最后,我们还建议医院通过开展绿化活动来提高员工和病人的环保意识。通过参与这些活动,员工和病人可以更加了解绿化环保的重要性,并更加积极地参与到院区的绿化工作中。这不仅可以提高院区的绿化水平,还可以增加员工和病人的参与感和归属感。因此,我们建议医院在未来开展更多的绿化活动,以提高员工和病人的环保意识和参与度。

(二)减弱医院院区噪声

据研究,噪声对人的身心健康有负面影响。当噪声达到一定水平时,人的烦躁情绪明显增加,身体会产生不适的感觉,这也会影响病人的治疗效果。因此,减弱医院院区噪声是非常重要的。有研究表明,绿化对减噪有显著的效果。绿化不仅具有吸收和反射声波的作用,还能够为病人提供安静舒适的治疗环境。据测试,沿建筑周围种植繁茂树木可使噪声强度降低 20~25 dB。利用乔木庞大的树冠和枝干,可以吸收和隔离遮蔽噪声。因此,建议在医院院区周围种植绿化植物,以改善病人的治疗体验和舒适度。此外,还有其他减噪方法可以采用。例如,在窗户上安装隔音玻璃、墙壁上铺设吸音材料等。这些方法可以有效地减少噪声的传播和反射,提高医院院区的治疗环境。因此,建议在医院院区内采取综合性的减噪措施,以确保病人能够在安静、舒适的环境中接受治疗。

(三)美化院区环境

医院不仅是治疗和康复的场所,也应该是一个让病人感到舒适和愉悦的地方。园林绿化是美化院区环境的重要组成部分。植物的千姿百态和树木的高低错落使平淡乏味的建筑物变得生动有趣,增加了层次和空间感。随着四季变化,各类植物呈现出不同的季相色彩,各类花卉色彩缤纷。通过合理的绿化规划,院区可以变得生机勃勃,色彩斑斓。例如,我们可以增加更多的草坪和花坛,种植更多的鲜花和果树,为病人创造一个美丽的自然环境。此外,美化院区不仅能给病人带来愉悦和舒适的感受,还能提高医患工作效率。一个优美的环境会让病人感到心情愉悦和放松,从而更好地配合医生的治疗和康复计划。同时,医护人员也会因为美丽的环境而感到愉悦和满足,从而更好地为病人提供照顾和治疗。

(四)促进病人康复

绿植的益处不仅仅体现在对人体有益,同时也成为一种辅助治疗手段。研究表明,多数花卉和芳香植物能够释放出抗菌、杀菌的物质,并且能够安定病人的情绪。在医院里种植圆柏、松类、盐肤木、忍冬、冬青、女贞等植物可以分泌杀菌素,杀灭细菌、真菌、原生动物等,从而增强了病人的免疫力。此外,一些研究显示,这些植物还能够减少空气中的有害物质,如甲醛等,从而提高室内空气质量。这种绿色环境让病人和家属感到舒缓和愉悦,对于缓解病人的情绪和心理压力也很有帮助。芬芳清香的气味也有助于病人的康复。有研究表明,一些芳香植物释放的气味可以刺激人体的嗅觉神经,从而改善人体的情绪和行为,减轻疲劳和疼痛。例如,薰衣草、迷迭香、薄荷等植物的香气可以舒缓神经系统,帮助病人入睡。在医院里增加这些植物的种植量,可以为病人的治疗和恢复带来更多的益处。

二、医院园林绿化设计的要点

(一)注重布局功能实用

医院园林绿化设计应将病人作为特殊人群考虑,以植物造景为主,创造一个安静优雅的园林环境。在园林的步道宽度和坡度设计上,需要充分考虑人性化,沿途要考虑无障碍设计,供病人使用轮椅、推床和拐杖。同时,医院的绿化规划要纳入医院总平面布置中,做到全面规划,合理布局,形成点、线、面相结合,自成系统的绿化布局,使其充分发挥绿地的卫生防护和美化环境的作用。所谓"点",主要是门诊大楼前的绿化和游弋性景观;"线",是院区内道路;"面",为院区内治疗区和生活区周围的绿化。三者系统地结合,才能更好地起到绿化、美化、香化和净化的作用。为了让病人更好地享受园林环境,可以在医院园林内设置休息亭、小广场等休闲设施,为病人提供更多的活动和交流的空间。同时,也需要考虑到各种人群的需求,比如老年人、儿童等人群的特殊需求。

(二)视觉享受色彩多样

医院园林绿化设计宜采用线型流畅低矮的植物色带,调节情绪、振奋精神,因此植物的形态、质感、季节变化和色彩多样化相对重要。平面绿化与立体绿化相结合,力求做到植物高低错落,疏密有致,四季有景,三季有花。植物与环境绿地对视觉、听觉、嗅觉、触觉、味觉的五官刺激是园艺疗法作用于人体的重要途径之一。视觉上,植物旺盛的生命力会唤起病人战胜疾病的信念,桂花、含笑等植物会让人精神愉悦,残荷、菊花等植物会让人神情伤感。为了让病人更好地享受园林环境,可以在医院园林内设置花境、草坪等,让病人在医院内也能感受到大自然的美好。另外,医院园林绿化设计应利用医院现有地块,尊重规划指标,合理规划各功能区块。在进行设计时,可以考虑在医院园林内设置展示区、文化墙等,以便更好地展现医院的文化底蕴,增强医院的文化内涵。此外,还可以在绿化中设置小型景观,如喷泉、湖泊等,让病人在欣赏美景的同时,也能感受到水的流动和声音的美妙。为了增加文化内涵,可以在园林内设置文化广场、雕塑等,让病人在欣赏美景的同时,也能感受到文化的氛围。

(三)以绿色建筑为主线促进医院文化提升

医院园林绿化设计建议运用生态原理、理念和方法来研究和发展医院环境设计,努力形成健康的医院环境。在世界能源危机的大背景下,各国建筑师在绿色、生态节能型建筑的设计理论和工程事件上都有所涉及。当前我国对公共建筑的节能也提出了新要求,医院建筑在公共建筑耗能上压力是相当大的。注重环境是生态建筑的一个突出特点。在医院的建筑设计中,可以运用传统的建筑手法和材料,如建筑中的雕花、石刻和木结构等,以突出医院的文化特色。同时,建筑的节能设计也是非常重要的,可以采用高效的节能设备和技术,如太阳能、地源热泵等,以减少医院的耗能和污染。此外,还需要加强医院园林与建筑的联系,将绿色建筑与绿化设计融为一体,使医院环境更加和谐。

(四)植物搭配适宜

医院园林绿化在选择绿化植物时,尽量选择有遮阳、避噪声、净化空气作用的绿植。在种植位置、形式、规模上进行科学规划、设计。在进行种植的时候必须保证树木有合适的立地条件、生长空间,同时还需要防止花粉变应原,选择粉粒较少、不易产生粉尘的植物。为了让病人体验到更多的自然美景,设计师可以在绿化中设置花境、草坪等,让病人在医院内也能感受到大自然的美好。植物树种配置时还应关注不同品种植物色彩与花期的搭配,植物合理配置中体现出"时景美",从而为整个医院营造宜人、舒适的景观,做到主次分明和疏朗有序,乔木、灌木、花草的科学搭配,创造"春花、夏荫、秋实、冬青"的四季景观。植物配置在选材上要尽量考虑病人的情绪,常绿树木和落叶树的理想搭配比例为3:1,尽量引用乡土树种,易生长、病虫害少,易于养护的树木花草。特殊区域设计时要给予特别的考虑,如儿童医院,考虑符合儿童审美心理,植物配置应该以鲜艳的色调为主,禁止选用带飞毛、异味、有毒、有刺的植物。传染病医院由乔木、灌木结合配置,同时加大常绿树比例,使其长年都有良好的防护效果。在医院的绿化规划中,还可以考虑利用屋顶绿化,将医院的绿化面积最大化,同时也能有效地降低建筑物的能耗。此外,可以在医院园林内设置休息亭、小广场等休闲设施,为病人提供更多的活动和交流的空间,让病人在园林中获得更多的放松和愉悦体验。园林的养护与管理也十分重要,建立科学规范的养护管理体系,注意对植物疾病、虫害的防治,保证园林环境的整洁和卫生。同时,还需要注重环保和节能,采用绿色环保的养护方法,如利用有机肥料、生物农药等,减少化学药剂的使用。除此之外,还需要建立园林绿化的宣传教育工作,让更多的人了解医院园林绿化的意义和价值,提高公众的环保意识和生态文明素养。

(五)优化就医环境

通过绿化对医院环境品质进行提高,使其无论从观赏性还是就医体验感上,都能满足就医者的需求。此外,我们可以考虑引入更多的自然元素,例如,摆放更多的室内盆栽和花卉,并增加自然光线的利用,让医院的室内环境更加舒适和自然。此外,我们还可以考虑建立更加舒适的候诊区域,供病人等待时放松身心。这些措施不仅能够提高就医体验感,还能够通过提高就医者的心理健康水平,对治疗效果产生积极的影响。

三、医院建筑屋顶绿化设计要素

(一)屋顶绿化植物种植土壤要素

屋顶绿化是一种绿色生态建筑,不仅可以起到美化环境的作用,还可以调节顶层室内温度、净化空气、保持水源等多种功能。在进行屋顶绿化时,需要特别注意所处的高空环境特点。因此,种植植物时需要考虑土壤的特性对屋顶的适应性。屋顶绿化中使用的土壤主要分为三种:第一种是农田土,它具有方便获得、价格低、肥效时间长等优点,但其体积会因为有机成分的散失而变小,同时由于混有植物杂质,容易导致虫害的发生。第二种是经过改良的土壤,它是混合农田土和排水物质以及轻骨料和肥料而成,具有重量轻、涵水量多、透气性好以及具有均衡的营养、环保和容易获取等优点,不过其也会因为有机成分的流失而变少。第三种是人工土壤,也可以说是无土栽培使用的基质。它一般是由矿物、工业以及农业生产剩余的物质单质或混合/复合体,可以为植物生长提供足够的养分。无土栽培从20世纪初就开始向实用化发展,现在无土栽培基质正成为环保种植的主要方向。其具备质量轻、涵水量多、透气好、环保、肥力好以及容易获取的特点,但其肥力容易流失。然而,除了选择合适的土壤类型,还有其他需要考虑的因素。例如,需要根据屋顶的坡度和位置,选择不同种类的植物,以便它们能够生长良好并且适应高空环境。而且,需要考虑植物根系的深度和密度,以便它们能够吸收足够的水分和养分。另外,需要定期浇水和施肥,以便植物能够获得足够的养分和水分,保持健康生长。此外,还需要注意屋顶的排水系统和防水措施,以确保屋顶的防水性能,避免水分渗漏和建筑损坏。

(二)医院屋顶绿化植物品类

在医院建筑屋顶进行绿化时,需要挑选适应高空种植环境的植物,这些植物需要能够适应强烈的阳光暴晒以及强风的冲击等环境因素。选取适当的植物可以为医院屋顶绿化提供更多的可能,例如,可以通过选择草坪植物或花卉来营造更加美丽的环境,或者选择灌木植物来提供更多的阴凉和氧气。因此,我们在选择屋顶绿化植物时,必须考虑植物对屋顶环境的适应性。在医院建筑屋顶绿化主要是为病人服务,因为患病导致身体免疫力下降,容易受到二次感染。因此,医院建筑屋顶绿化中的植物需要具备杀菌、除尘等净化空气的作用。例如,广玉兰、蜡梅、紫薇、木槿、女贞等植物都可以起到这样的作用。此外,屋顶种植需要考虑屋顶的承载力,因此土壤厚度受到限制,一般都很薄,导致土壤肥力不足。在选用植物时,需要考虑那些主根不发达,但是侧根及须根都十分旺盛的品种,可以适应肥效低以及干旱的土壤条件。医院屋顶植物容易受到强风的冲击,种植的植物需要有发达的根部同时要有极好的固着性,同时具有矮小、树冠不大的特点。在一些地区,由于风力较大,还需要通过微地的处理或者采用台式种植槽进行种植,可以将植物种在建筑的背风处,保证植物的成活率。当风力极为强力时,还可以通过设置金属挡风板来控制风力以及其他更有效的措施。屋顶绿化中的种植土壤具有很好的涵水能力,可以满足植物用水需求,但是有时会导致土壤的湿度变得过大。因此,需要选用能忍耐短期积水的植物。由于我国各地气候差异大,有些地方四季分明,有些地方则极度寒冷或炎热。因此,在医院建筑屋顶绿化时,我们必须考虑抗热耐寒的品种,以满足各地的需求。医院建筑屋顶绿化需要考虑植物的生长进度以及成体化的时间以及需要的种植空间,进而可以了解植物之间需要的种植间距以及绿地面积全面覆盖需要的时间。在屋顶种植时,选择种植耐修剪以及生长速度慢的植物可以有效节省维护时间及费用。另外,为了避免植物之间的竞争,需要注意一些植物的根部具有极强的侵略性,如柳树、竹子等,其根部会以极短的时间充满种植槽并向外扩张,抢夺其他植物的所需的营养及水分,还会破坏防水层,因此,尽量不要种植具有侵略性的植物。同时,通过选择植物的不同品种,可以有效地增加植物的数量和种类,提高屋顶绿化的品质和效果。

此外,医院屋顶绿化也可以通过增加景观元素,让病人在绿化环境中得到更好的心理疏导。可以考虑在医院屋顶种植一些花卉、灌木等植物,增加绿化的观赏性。同时,还可以在医院屋顶种植一些草坪植物,为病人提供休闲娱乐的场所。此外,可以在医院屋顶种植柑橘、橘子、苹果等果树,为病人提供新鲜的水果,增加他们的营养摄入量。总之,医院屋顶绿化的重点不仅在于美化环境,更在于为病人提供一个舒适、健康、充满活力的空间,让他们在绿色环境中得到更好的恢复和治疗。

（三）医院屋顶绿化的植物搭配要素

医院屋顶绿化是一项综合性的工程，植物的种植需要考虑互相的配合，而不是简单随意的栽种。因此，在医院建筑屋顶绿化中，我们需要通过植物之间的搭配，来创造丰富的植物景观感受。常用的植物搭配形式主要有以下几种。

以孤植和丛植的方式进行种植。通过对植株矮小的乔灌木进行孤植，可以有效形成园林的骨架，并且可以改善气候条件。因此，在医院建筑屋顶绿化中，往往通过孤植或者丛植乔冠木来形成屋顶绿化的主体。丛植主要是指将不同种类的乔灌木，通过多层次的搭配，同时考虑其季相特性以及形态，来营造某种意境。孤植主要是指将极具观赏性且花期很长的植物，种植在人们的视线焦点处，供人们进行观赏。此外，可以在孤植和丛植的基础上，增加更多的植物种类，以创造更加丰富的景观效果。

花台以及花坛的设计要分别考虑。花坛一般位于具有微地形的种植区。花坛具有多种形式，如圆形、梅花形等，可采用成组成群或者单独以及带状进行布置。其采用的植物具备色彩鲜艳以及轮廓整齐的特点。一般常采用花期长、花色丰富、开花数量多、树形低矮、紧凑的树种，如一串红、矮牵牛等。花台是指突出屋面的种植槽，可以布置成多种形式，通常种植松树、梅树等树种，并搭配石景及花草。除了上述植物，还可以使用其他种类的植物，如草本植物、灌木、藤本植物等，以增加植物搭配的多样性。

采用自然花卉组成形式，花境以带状自然式进行布置，并以树丛、建筑小品、矮墙等作为背景。花境根据屋面环境以及地段的变化，可选择接近自然的曲线或者直线进行布置，其不同花卉模仿自然混合栽种。此外，还可以在花境中加入其他类型的植物，如灌木、草本植物等，以丰富景观的层次。

屋顶绿化中，经常采用小块草坪对植物造景进行点缀。其一般不单独布置，往往通过利用闲置的小空间进行绿化或者在孤植、丛植的乔灌木附近栽植，进行搭配点缀。此外，可以在草坪中加入其他种类的植物，如多年生草本、灌木等，以增加景观的层次。

注重植物与多种元素的搭配造景。除通过在主要景观附近以点、线的方式分散组成绿化区域外，还可以沿着建筑物屋面四周布置，进而达到增加氛围的作用。或者在自然式的园路以及草地边，很高的树木旁搭配景石，营造富于内涵的园林景观。此外，还可以在植物周围加入其他元素，如小石子、小木桥、小池塘等，以营造出更加丰富的景观效果。医院屋顶绿化的植物搭配要素非常重要，通过合理的植物搭配，可以创造出更加丰富多彩的植物景观，让人们在医院建筑屋顶绿化中得到更好的舒适体验。因此，建议在植物搭配上，可以加入更多种类的植物，并增加植物之间的联系，以创造更加丰富多彩的景观效果。

（四）医院景观小品设计

1. 水景布置　在医院建筑屋顶绿化中，水景的布置有助于病人恢复健康，并能为病人提供休息、思考的场所。水景可以分为静态水景和动态水景两类。静态水景通常采用自然式的设计方法。设计师利用曲折的池边模仿自然水塘的形式，并沿着池边曲线孤植或丛植乔灌木。同时,通过水边景色在池水中形成倒影,营造一种自然式的轻松、惬意的氛围。这有助于病人缓解紧张的情绪,进而促进身体的康复。为了加强视觉观感,可以在池底铺上深色材质,以增强池水对周边景色的倒映能力。水池中还可以布置喷水装置,从而使水面出现波纹,更为贴近自然水域的感官效果。动态水景则在医院建筑屋顶绿化中具有十分重要的作用。不但可以营造富于动感、活力的景观氛围,还可通过水体流动的声音,增加环境给病人的感官刺激,从听觉以及视觉两方面,对病人的感官进行影响,从而促进病人对感知能力的恢复,以及加强病人对环境的识别能力。流动的水还可以通过与空气的碰撞,产生空气负离子等有益物质,可以有效改善心肺能力以及辅助呼吸疾病的痊愈。在动态水景的设计过程中,还要考虑病人对接触水体的需求。可以通过跌水平台的设计,使病人可以进入平台,进行亲密接触,进而改善心情,并通过接触,增进身体感官能力的恢复。动态水景主要以喷泉和跌水为主,既可以用来做主要景观,也可以用来做配景,一般位于屋顶绿化的入口处以及人流比较集中或视线焦点处。通过布置喷泉和跌水,可以有效改善区域小气候以及通过水流掩盖空调等发出的噪声,还可以在喷泉池中养殖鱼类,使病人既可以亲近水体,又可以观赏鱼类,培养爱心,增进交流。在喷泉以及跌水应用过程中,还要考虑季节因素。比如在我国北方利用喷泉时,要考虑冬季水池防水后的处理办法,可以采用在喷泉池底铺就具有观赏性的瓷砖,进行美化设计或者在其内部填充沙子,为儿童提供游戏场地。在医院建筑屋顶绿化中,池水一般都很浅,无法形成清晰的倒影。因此,需要在池底铺上深色的材质,以增强池水对周边景色的倒映能力,同时还可以使水池比实际看起来更深,进一步增强视觉观感。总的来说,医院建筑屋顶绿化中的水景不仅能为病人提供休息、思考的场所,还有助于病人身心的康复。此外,可以考虑增加更多植物,比如花草、树木等来丰富景观,为病人提供更加舒适、自然的环境。另外,还可以在水景中设置石头、小桥、亭子等建筑物,增加景观的层次感和趣味性。比如,可以在池水中建造小桥,让病人可以在桥上漫步,欣赏水景,放松身心。又或者在水池边建造亭子,让病人可以在亭子里静坐,观赏水景,享受一片宁静。除此之外,还可以在水池中加入人工岛屿、小船等元素,增加水景的趣味和互动性,为病人带来更加愉悦的体验。

　　2.休憩场所设计　在医院建筑绿化中,需要考虑到病人在外出散步时需要休息的情况,以便恢复体力。因此,在设计医院建筑绿化时需要考虑设置病人休息的座椅。一般来说,医院建筑绿化中的座椅会被设置在路口或不同区域的交汇处,这样可以让病人在休息之余观察周围的环境思考该往哪里走。由于病人在医院建筑绿化中通常会独自或与几个人一起行动,因此在设计座椅的时候,可以采用多种形式的座椅来满足病人的需求。例如,多重转角式座椅集多种座椅的优点于一身,可以满足病人进行交流以及独自思考的需求。此外,在休息场所设置小型休闲设施,如音乐播放器、小型图书馆等,可以更好地满足病人的需求。医院建筑绿化中的座椅一般采用木材或金属的材质。在具体选用材质时,需要考虑与绿化的整体氛围相适应,并且不仅要考虑与整体氛围相适应,还要考虑病人对座椅舒适度的需求。例如,石材座椅虽然与铺地的搭配较融洽,但无法满足病人对舒适性的需求,尤其是病人因为疾病无法忍受生硬、冰冷的座椅。因此,在选用座椅材质时,要考虑同时具备适应性和舒适性的材质。木材作为一种质量轻、易于布置、自身温度变化幅度小的材质,可以使病人不用忍受冰冷的椅面,从而满足病人对座椅舒适的需求。同时,木材还可以满足屋顶承重的需求以及与周围的植物相适应。

在满足病人舒适度的同时,还要考虑病人对座椅使用的便利性。例如,身体残缺的病人需要借助扶手才能入座。因此,医院建筑绿化中使用的座椅都是带椅背和扶手的,并且在其一侧要有供残疾人摆放轮椅的空间。医院建筑绿化通常通过直角形的座椅设计来促进病人之间的交流。同时,为满足病人在散步时因体力不支而需要经常休息的情况,应在景观节点处通过设置扩宽的场地结合乔灌木进行座椅的布置,不仅可以满足病人对休息的需求,同时还可以极大地减少病人受强风和暴晒的干扰。在医院建筑绿化中,可以利用环形座椅为病人提供休息平台,并可以利用不同高度的石凳对乔木进行围合,这不仅能够满足不同高度病人的需求,还可以通过向外放射的座椅引导病人的视线不会相互干扰,使病人在树下可以自由惬意地休息。有些病人因为心理需求,希望拥有私密空间。在医院建筑绿化中,可以在场地边缘安置座椅,并通过植物对其进行半围合或者通过抬高地面的方式来满足病人对私密性的需求。为防止病人发生意外,医护人员能及时赶到,私密空间不要求完全封闭。一般情况下,病人喜欢有靠背的椅子且被植物三面围合,这样的布置不容易被外界视线干扰,同时病人可以进行观察,从而让病人感到安全感。在医院建筑绿化中,可以自由摆放的座椅可以解决病人与多位家属见面时座椅不够的问题。另外,医院建筑绿化区中还可以通过加宽花池以及水池边沿,作为座椅使用,这可以极大地增加绿化区中入座率。此外,还可以在医院建筑绿化中设置小型休闲设施,如音乐播放器、小型图书馆等,这样可以更好地满足病人的需求。另外,在医院建筑绿化中布置座椅时,还应该考虑到座椅与周围环境的协调性。例如,可以在座椅旁边种植与环境相适应的植物,或者在座椅上方搭建遮阳架。这些都可以为病人提供更加舒适的休息环境,并且可以增加绿化的整体美感。

3. 雕塑　雕塑是一种具有特色的景观小品,可以表达某个主题或者成为视线的焦点。医院绿化中布置雕塑可以营造特定的氛围。例如,在儿童活动场所中布置卡通形象的雕塑,可以为孩子们营造充满乐趣的空间氛围。在成人绿化区域中,可以选择一些气质高雅、具有历史文化背景的雕塑,让人们在欣赏雕塑的同时感受到浓厚的文化氛围,放松身心。雕塑的存在可以有效地缓解病人的压力和紧张情绪,从而改善病人的身体免疫力,加速病人身体的康复。在选择医院建筑绿化的雕塑类型时,需要避免选择过于抽象的雕塑。虽然抽象雕塑对于身体健康的人有积极作用,但它可能会引起病人的不适。例如,敏感病人在观赏雕塑时,可能会将自己压抑的情绪融入到对雕塑立意的思考中,加深病人的消极情绪。因此,在医院绿化中,需要选择那些充满正能量的雕塑,例如,历史人物雕塑等。通过布置这类雕塑,不仅可以有效改善病人心情,还可以激发病人对身体康复的信心。在医院绿化中的雕塑,可以布置在活动场所入口处,以吸引病人的注意,并明确场所的主题。病人通过观察雕塑,可以轻易识别场所功能,明确自己的目的地。这类雕塑可以极大地缓解识别障碍病人的焦虑情绪。

医院绿化中的雕塑,还可以结合水体以及草地布置,加大雕塑对环境的感染力,营造出积极、趣味且充满亲和力的环境氛围。通过这种布置可以有效吸引病人的注意力,增加病人在场所中的停留时间,同时改善病人心情,加快身体康复。在雕塑布置时,还要考虑其夜间观赏功能。可以结合小型灯具,使雕塑在夜间发出光亮,延长雕塑在一天中的使用时长。这样的布置不仅可以吸引病人夜间外出游玩锻炼,增加病人运动量,进而增强体质促进康复,也可以丰富病人的夜间生活,改善病人心情。

在医院绿化中,雕塑的布置可以与其他景观元素相结合,例如花坛、草皮等,以增加景观的多样性。通过这种布置,不仅可以提高病人对场所的熟悉度,还可以丰富病人的视觉体验,改善病人心情。此外,医院绿化中的雕塑还可以设置一些专门的旁听讲解设施,让病人了解雕塑的历史文化背景,增强病人的文化知识,在选择雕塑类型时,需要避免选择过于抽象的雕塑,而选择那些充满正能量的雕塑,例如,卡通雕塑、历史人物雕塑等。在布置雕塑时,还需要考虑其与其他景观元素的结合,以增加景观的多样性。

4. 医院建筑夜间照明 医院建筑夜景照明是利用灯光表现力的一种技术,旨在重塑医院建筑物夜间景观形象,并揭示医院的建筑风格和文化艺术内涵。尽管白天,不同类型的建筑因其不同的体量感、造型形式以及立面材料的不同质感和色彩,带给人们不同的心理感受,也传递了建筑本身的文化内涵,但是,医院建筑如何在夜晚呈现其美感和文化内涵,仍然需要被塑造,延续白天的美感,甚至创造出新的内涵。当自然光线消失后,人工灯光成为医院建筑夜景照明的主角,其品种多样且易于操控,使得医院建筑夜景呈现出不同于日间却又更加迷人多彩的景象,丰富着人们的夜间生活,带给人们不一样的视觉感受。建筑夜景照明有两种类型,分别是功能性照明和装饰性照明。功能性照明保证了人们的基本生活所需的照明,更多是照明技术方面的内容。照明工程师只需根据技术指南的要求选择灯具、光源、照射角度,按照规范的要求进行设计,以保证人们的安全。然而,在今天这个对城市生活有着更高追求,对美有着更多认识的时代,装饰性照明的利用更为广泛。照明设计已经发展成为一门新的设计语言,其载体主要为建筑的立面、建筑屋顶、檐口等构件。因此,在医院建筑夜景照明方案的设计中,装饰性照明的应用可谓是一种创造性的设计思路,它可以为建筑物增添更多的文化内涵,创造更加丰富多彩的夜间景观,提升医院的形象和知名度。例如,可以在建筑立面或者屋顶上设置各种造型的灯光,或者利用灯光投影技术,创造各种艺术效果,使医院建筑夜景更加独具特色,给人们留下深刻的印象。此外,灯光可以被安排在树木周围,构成美丽的景观,增加浪漫气息,为夜间的城市增添温馨的氛围。因此,医院建筑夜景照明的设计需要考虑到不同的因素,如建筑物的特点和文化背景,周边环境的影响,以及人们的需求和体验等。通过综合考虑这些因素,医院建筑夜景照明可以呈现出更加丰富多彩的面貌,创造出更加美好的夜间生活体验,为人们带来更多的惊喜和快乐。

四、医院建筑夜景照明的设计要点

在进行医院建筑外立面夜景照明时,我们应该遵循一定的要求和设计原则。综合考虑视觉的舒适性、照明功能与技术的合理性、景观效果的艺术性以及建筑的文化性的设计理念。符合美学规律,建筑与照明的特色鲜明、艺术性强,能够充分将功能性照明与装饰性照明相结合;将照明的科学技术方面,文化艺术特色相结合,能够充分分析被照建筑物的自身特征和形象内涵的机理,用光塑造有别于白天却又独具特色的医院建筑夜景照明。

(一)视觉舒适科学先进

视觉的舒适性是建筑物夜间照明的关键。建筑物夜景照明不仅要展现建筑物的美感,同时要让人们在观看时感到舒适和愉悦。因此,照明设计师需要考虑人眼在观看建筑物时的感受和反应。为了达到视觉的舒适性,建筑物夜景照明设计师需要控制建筑立面的灯光亮度,并通过区分不同的场合和区域来实现。研究表明,相同亮度的物体,在夜晚观看时会比白天更为明亮。因此,在制定建筑物夜景照明方案时,需要考虑观看时的亮度,以避免过度照明所带来的浪费和环境污染,并减少眼睛疲劳和眩光的问题。国际照明委员会提出,在一般环境亮度下,白色或浅色建筑物墙面的夜景照明照度为 30 ~ 50 lx。此外,在表达建筑物的特征和内涵时,建筑物夜景照明设计师经常会使用多种方法,从单一照明逐渐向多层次过渡。在选择照明方法时,需要特别注意建筑外立面材料的特殊性质,如抛光金属面材、玻璃材料等,以确保照明效果的协调和一致性。同时,在设计过程中,还需遵循相关的建筑规划景观、照明技术文件和标准以及国际照明委员会的技术文件要求,以确保设计的规范性和科学性。

照明科技的发展带动着医院建筑夜景照明的方法、灯具、技术的革新。随着科技的进步,新光源、灯具以及数字电脑监控设备的使用不仅可以显著提高照明效果,而且也能满足节约能源的要求。例如,可使用高压钠灯、LED、光纤照明系统、变色电脑控制等技术,以满足照明效果和节能的要求。此外,为了避免过度照明和浪费资源,需要根据建筑立面的具体情况选择节能的照明方式,从而照亮建筑的同时,也能兼顾周边环境的和谐平衡。在平日或深夜和节假日的照明应该分别处理。因此,在设计医院建筑夜景照明方案时,需要综合考虑多种因素,如视觉效果、能源消耗、环境保护和社会和谐等,以实现设计的最佳效果。为了进一步提高医院建筑夜景照明效果,医院还可以考虑以下建议:使用色彩鲜艳且具有代表性的照明,以突出建筑物特色和内涵。利用照明技术营造氛围,如利用绿色植物和水景进行照明营造自然的氛围。使用动态照明,例如,闪烁的灯光、流动的水面、变幻的光影,以吸引人们的眼球,提高建筑物的美感和观赏性。使用节能性好的照明设备,如太阳能灯、LED 灯等,以减少能源消耗和对环境的污染。在照明设计中考虑周边环境因素,如周边建筑物和自然环境,以确保医院建筑夜景照明与周边环境和谐协调。

(二)突出重点彰显医院文化

重点突出,有特色。只有重点突出,才能层次分明,更好地体现医院的特点。除了建筑立面的设计重点,如立面装饰构件、细节、显眼的标志物、医院出入口等。

突出医院文化。医院建筑物作为社会、地域和民族文化的载体,具有丰富的文化内涵。在进行照明设计时,我们可以更加注重体现医院的文化内涵。例如,我们可以在照明设计中运用医院文化的符号、元素等,来体现医院的文化特色。通过这样的方式,不仅可以增加医院的文化内涵,还可以更好地展示医院的特色和风格。

美观、艺术性强。灯光照明的最终目的是满足人们的审美要求,让人们从中获得艺术享受。为了达到这个目的,我们可以在照明设计中加入更多的艺术元素,如雕塑、装置艺术等。同时,在使用彩色光时,需要特别注意色彩心理学,选择合适的颜色来增强照明效果。此外,我们还可以在医院建筑的周围环境中设置投光灯和装饰灯,营造出更加艺术、美观的光环境。

和谐协调、总体效果好。医院建筑大多是以建筑群的形式存在,夜景的观景视点有远近高低的不同位置。在为医院建筑加上夜景灯光照明设计时,我们要分析周边场地,与周围环境取得一致,形成完整的光环境。在周围绿化带中设置景观灯光,可以让整体环境更加和谐、舒适。此外,我们还可以考虑在医院周围的道路和广场等景观上设置照明设施,形成整体的光环境,让医院夜景更加有特色和美感。

五、医院建筑引导指示系统设计要点

(一)导向标识系统

导向标识系统在医院体验中扮演着重要的角色。目前,大多数导向标识系统都是套用模式,但在陌生的医院环境中,病人可能仍然会迷失方向,需要通过人员引导或自己摸索才能到达目的地。因此,一个整体、系统的导向标识系统在复杂而焦灼的医院环境中至关重要。每个接触点和服务流程都应该连贯无缝,否则会使病人、家属和其他访客感到信息混乱、缺失,增加紧张气氛和不安心理,也会给医院的工作人员带来麻烦。

除了提供导向服务,导向标识系统还可以体现医院的服务理念和文化。例如,标识的设计和色彩应该与医院的整体形象相协调。同时,导向标识系统也可以为医院的营销和品牌推广提供支持。建议医院在设计导向标识系统中采用以下原则。

1.整体规划,科学布局 系统整体是导向标识系统设计理念的重点之一。要从全方位考虑设计,不单独看待每个接触点。各个环节都应当连贯且次序分明,以减少不必要的步骤和麻烦。例如,对于某一医院的导向标识系统,可以通过增加更多的文字组合、统一的排版、材质和布局来创造有序和直观的整体效果。此外,需要注重服务前、服务中和服务后的全过程,以保持好的服务节奏。

在服务前,病人因身体不适前来医院就诊,通常会带着紧张、焦虑和不知所措的心情。为了帮助病人顺利进入就诊过程,可以考虑在导向标识中增加一些相关信息,如就诊前需要做哪些准备、如何进入医院、如何找到挂号处等。这些信息能够让病人了解就诊流程，从而减少不必要的困惑和疑虑。此外，还可以通过提供温馨的提示和鼓励，如"请放心，我们将竭尽全力为您提供优质的医疗服务"，来缓解病人的紧张情绪。

在服务中，病人需要挂号交费、漫长的等待和在科室间奔波，这个过程很容易让人感到疲惫和焦虑。因此，在导向标识中可以增加一些互动的设计，如设置一些有趣的小游戏或者展示一些有趣的图片，来让病人在等待的过程中放松心情。同时，导向标识要尽可能的详细和准确，让病人能够清楚地知道自己需要去哪个科室就诊，如何到达目的地。还可以在导向标识中增加一些实用的信息，如医院的电话号码、就诊须知等，这些信息能够让病人在就诊过程中更加的便捷和舒适。

在服务后，病人离开医院。好的导向服务会给人留下欣慰的就诊感受，认为就诊过程并没有过于复杂和难过。甚至，病人的恐惧情绪也会减少，使其心理得到一些慰藉。

因此，在导向标识的设计中，需要注重细节，让服务更加贴近病人的需求。例如，在医院门诊进出口处，可以设置门诊大楼的科室分布图、标有重要区域的地面导向、各楼层各科室的整体导向等。在拐角处设有明确的导向，科室、窗口处有具体信息标识，提示、警示标识也要定点分布。同时，各区域、类型的导向标识要有统一性，例如，文字的字号、字体、间距和排版、颜色的搭配、体系、材质、形式、版面、尺寸、位置及图形设计都要风格一致。各级标识的布局也要根据人流、需要获得的信息密度合理设置，避免同一区域过多或缺少。如果有必要，可以将部分标识放置在通道两侧，以分散人流并防止拥挤堵塞。统一、简洁美观、清晰明确的导向标识本身就是好服务的体现。因此，在设计中，可以采用更多的创意和想象来提高整体的效果，以达到更好的服务体验。总之，在导向标识系统设计中，需要将病人的需求和体验放在首位，从而营造出更加人性化和舒适的服务环境。

2. 与环境融合的特色　在进行导向标识系统设计时，环境是必须考虑的因素。虽然导向标识系统设计的首要目的是满足整体环境实用性，但设计师也应该注重增强艺术特色，使之传递美感且去除过多的目的性。这样设计出来的导向标识系统不仅服务体验更佳，还能让整体环境更加美观，从而受到病人的欢迎。相关研究结果显示，与乏味枯燥的环境相比，有艺术性的环境更能让病人在疼痛中坚持配合诊治。因此，医院的导向标识系统应该在符合医院整体环境的背景下，建立精简而富有艺术美感的导向标识系统。通过对儿童易于理解、成人易于使用的不同元素的设计、整体风格的设定，使原本嘈杂、混乱的医院环境更加和谐美观，营造舒适、亲和、趣味且符合病人内心需求的医疗氛围。这样一来，病人的消极情绪得以缓解，医院环境得到改善，同时也带来了视觉美的感受。总之，在设计导向标识系统时，注重环境与艺术特色的融合，不仅可以提升服务体验，也可以让整体环境更加美观，给病人带来更好的治疗体验。

3. 以病人体验为中心　病人体验是服务的核心，他们的情感体验直接关系到服务质量。在优化接触点时，要以病人体验为中心。这意味着服务接触点是服务提供方和用户之间的交叉点。需要真正关注病人的身心感受，体现人文关怀。例如，在儿童医院，导向标识系统不应只是单一、空洞的,让人们被动地接受信息。应从全方位的角度思考,针对性地为儿童病人和家长的需求来设计,既体现医学上的以人为本,也能有辅助治疗的作用。

4.维护迅速　导向标识系统的良好状态需要长期维护。虽然医院在不断发展,但是导向标识可能会出现信息更新、污渍、破损等情况。因此,医院导向标识系统需要定期检查及维护保养。在这方面,可以安排专门的工作人员按照周期巡查,修复已损坏的、清洁有污渍的、更换已无效的导向标识牌,储备一些更换频率较高的标识牌以便替换。此外,可以加入更多的内容来让导向标识系统更加具有吸引力和实用性。例如,可以在导向标识系统中添加人性化的指引、有趣的活动以及便民的服务等。这样可以让更多的人愿意使用并维护这一系统。

除此之外,标识牌旁边可以注明维修电话以方便人们致电督促及时修复标识牌,使人们参与到医院环境建设中,增加亲切感。同时,我们还可以选用易擦拭、耐用的材质,尽量减少使用易脏的浅色,以减轻后期维护管理的负担。这些改进措施可以提高医院导向标识系统的有效性和可持续性,使得它能够更好地为病人及家属提供帮助,从而提高医院整体服务质量。

(二)医院智能导医导诊系统

随着信息化的发展,越来越多的医院开始投入使用智能导医导诊系统。该系统不仅可以提供室内定位服务,还可以为病人提供更丰富的医疗服务体验。例如,系统可以将医院内的医生、科室、病房等信息整合在一起,为病人提供更加便利的导医导诊服务。此外,系统还可以与病人的电子病历系统集成,为医生提供更全面的病人信息,帮助医生更好地为病人服务。智能导医导诊系统不仅可以提供导诊和分诊服务,还可以为医院提供更多的管理功能。例如,系统可以监控医院内的人流量,帮助医院更好地安排医生和护士的工作时间。同时,系统还可以为医院提供数据分析功能,帮助医院了解病人的就诊习惯和需求,为医院的管理决策提供数据支持。通过使用智能导医导诊系统,医院可以提高病人的就诊体验,同时提高工作效率,减少人力资源的浪费,为医院节省资金。因此,越来越多的医院开始考虑引入智能导医导诊系统,为病人提供更好的医疗服务。

第九章　服务理念下的物流传输系统规划与设计

医院物流传输系统是医院内物流运作的核心系统,其主要职责是高效地将各类物品运输到医院各部。医院物流传输系统可以分为新式物流系统和老式物流系统。新式物流系统包括医用气动物流系统、轨道小车物流系统和 AGV 机器人传输系统,而老式物流系统则包括手推车、专用电梯和无人电梯等。这一系列根据不同场景应用的物流系统被称作复合型物流传输系统。现代化物流管理的程度一方面决定了医院的智慧化水平,另一方面也解决了院内物资点对点的供应链突出矛盾,全面提高了院内的质量管理、财务管理和运营水平。医院物流传输系统在空间、技术和目的方面都具有以下特点。

1. 在空间方面　医院物流相关的建筑空间主要指能够为物资的仓储、运送功能和组织物流服务所提供的空间场所。这包括院区及建筑货物出入口部、建筑的物流水平和垂直通道、各类物品始发地(中心药房、静配中心和后勤仓库等)以及物品接收地(护士站、检验中心)等。

2. 在技术方面　不同的物流传输系统的技术存在较大的差异,但大体上均是利用机械传动装置、信息技术、光电技术、GPS 定位技术和一系列感应技术等,在一定限制的范围内进行物品的传输。例如,AGV 机器人传输系统可以通过内置的路径规划和避障算法,在不需要人工干预的情况下,自主完成物品的运输和分发。

3. 在目的方面　医疗物流传输系统的目的是实现"物流代替人流"的现代化管理模式,提高运输效率,减少人工成本,降低错误率,节省医疗传输空间与传输物质资源,提高了医院的现代化程度与现代化管理。

越来越多的医院管理层逐渐意识到物流传输系统对于企业的重要性,因此,需要加强对医院物流传输系统的管理和投入。同时,医院物流传输系统的发展也需要不断地引进新的技术和设备,以适应医疗行业的快速发展和不断变化的需求。例如,可以引入人工智能技术,对物流传输系统进行智能化升级,实现更加高效、安全、智能的物品传输。

一、传输系统分类

自 21 世纪初开始,国内开始注重医院物流系统的规划。通过逐步转变传输模式,从手工和手推车模式转变为多种物流传输模式。医疗物流系统覆盖范围广,包括信息技术、物质基础和人力资源等,是一项复杂的学科和领域。目前,我国的医疗物流传输仍处于发展阶段,传输品种多,发展前景广阔。因此,需要不断增加开发力度,建设综合性的管理平台。这样一来,医疗物流系统能更好地实现物资的管理和运输,提高整个医疗行业的效率和质量。

由于传输物品的差异性,不同的传输系统负责相应物品的传输。以下是不同的传输方式以及与之匹配的物品。院内的传输设备基本分为以下几类:基本的货梯、复合型的传输系统、气动物流、轨道小车、箱式物流、AGV 自动引导车、传输机器人等。其中,基本的货梯能够传输大量的药品和物品,复合型的传输系统适用于同时传输不同品种的物品,气动物流适用于传输轻量的药品和物品,轨道小车适用于长距离传输,箱式物流适用于保护易碎物品,AGV 自动引导车适用于需要快速传输的物品,传输机器人适用于无人操作的场景。

　　然而,随着医疗行业的不断发展和进步,传输物品的复杂性也在不断增加。因此,为了更好地提高医院物流系统的效率和品质,需要在不断改进和发展现有的传输方式的同时,研发新的传输方式,以适应不断变化的医疗物流市场需求。例如,可以研发使用机器视觉和人工智能技术的智能传输系统,提高传输效率和准确性;可以研发具有环保和节能特点的新型传输设备,以减少对环境的影响,降低能源消耗。这些措施的实施将会进一步推动医疗物流产业的发展和创新。

(一)气动物流传输

　　气动管道式物流传输系统在医院中非常常见。它可以大大提高医院的效率和流程,使病人和医生在医院中的体验更好。该系统最早于20 世纪60 年代应用于小型物品的传输,现在已经被广泛应用于医院的各个领域。气动管道式传输系统由许多部分组成,包括工作站、传输瓶、管道、换向器、空压机等。这些部分都是为了使系统能够更加高效地工作。

　　而且,在医院中,气动管道式传输系统不仅仅局限于传输小型物品,如药品和标本。实际上,该系统可以被用于传输各种不同的物品和文件,如病例、化验单、传真、工具和手术用品等。这意味着该系统可以帮助医院更好地管理和组织大量的医疗文件和工具,从而使医院的工作效率得到了极大的提高。

　　此外,气动管道式传输系统还可以将医院中的各个科室、护士站、配药中心、手术部等工作站点通过运输管道连通为一体。这样,医院中的各个部门可以更加高效地协作,从而提高整个医院的工作效率。总的来说,气动管道式传输系统在医院中可以大大提高医院的工作效率。通过使用该系统,医院可以帮助各个部门更加高效地协作。这将使医院的整个工作流程更加顺畅,病人和医生在医院中的体验也将得到极大的提高。

　　气动物流传输有许多优点。首先,它的速度非常快,可以快速地将物品从一个地方送到另一个地方。此外,由于可以设置任意站点,因此,非常适合小件物品的运输。然而,它也有一些缺点需要注意。首先,它不能满足批量传输的需求,所以在大规模物流运输方面可能不太适合使用。其次,气动物流传输本身不带有消毒功能,这可能会给一些需要高度卫生环境的物品带来一定的风险。最后,它的传输过程中需要消耗大量的能源。

(二)轨道式物流传输系统

　　轨道式物流传输系统是指通过专门预铺的固定轨道系统,在控制系统的指挥下,运用轨道小车完成医院物流运输任务的物流系统。与气动管道式物流传输系统相比较,轨道式传输系统具有传输物品重量更大、体积更大、种类更丰富等特点。轨道式传输系统通常可以运载的重量为 10～30 kg,能够满足医院绝大多数的物流传输任务。对于医院的大量检验试剂、耗材、物资、标本和药品的运输十分便利。

完善的轨道式传输系统主要由中央控制系统、工作站点、轨道系统、转轨器、空车储存点、防风门和防火门、供电系统等部分组成。工作站点是物流任务的终端,承担着发送和接受轨道载物小车的关键作用。由站点轨道、液晶显示屏和操作面板等组成。站点轨道段用来停放轨道载物小车,液晶显示屏可以用来显示轨道载物小车和站点的相关信息,方便工作人员的信息获取和防止误操作。工作站点人员可以通过操作面板来下达物流运输的指令,包括载物小车的还取和查找等。另外,工作站点的设计可以根据每个科室的任务简繁,设计不同的进出轨道模式。例如,工作任务较为繁重的检验科、配药房、配液中心的工作站点可以设计为双轨式进出方式,而对于运输任务相对较轻的站点可以设计为单轨进出的方式。

1. 智能轨道小车 智能轨道小车是系统的核心载体,由驱动底座和悬挂箱体构成。驱动底座包含了智能轨道小车的驱动系统和定位监控系统,运载小车上还配备了可以显示本车信息的操作屏,可以输入智能轨道小车的密码打开车厢,方便医务人员的存放和取走轨道小车内的运输物品。智能轨道小车的两侧安装了车体防碰撞的激光传感器,当轨道小车在行驶途中碰到其他小车或者障碍物时,传感器会感应到风险距离并让智能轨道小车停止前进。此外,每辆智能轨道小车都安装了无线射频和通信模块,可以即时将系统中小车的位置信息更新。在轨道小车有转换轨道需求的位置安装,起到了连接不同轨道的作用,类似于铁路轨道中的扳道,转轨动力来自转轨器内部的电机。当轨道小车需要使用转轨器时,轨道小车会与系统的控制中心进行交流,转轨器收到控制中心的信息后,会将转轨器自身的信息发送给小车,轨道小车根据收到的信息,可以做出不同的选择:或是直接运行通过整个转轨器;或是运行至转轨器上的编码标签处停止,等待转轨器完成转轨后离开转轨器。除此之外,系统还可以配备预警系统,可以在小车到达工作站点之前通过语音提示、文字提示等方式提醒工作站点人员及时准备。

2. 物流轨道系统 物流轨道系统是智能轨道小车行驶的基础,与铁路轨道类似,主要由铝合金冲压成型的轨道、通信和电源铜质导轨、RFID 位置标签等组成。由于轨道是铺设在医院内部,对轨道表面的防腐蚀性和硬度要求较高,所以表面都进行了特殊处理,保证了轨道的经久耐用。一般用单轨或者双轨在顶部天花板或者使用支架在空中铺设。轨道上内嵌的电源铜轨和通信铜轨,可以将供电系统的 24 V 直流电压稳定传输给每辆智能轨道小车,而通讯导轨可以与系统的控制中心进行实时信息交流。轨道系统由直轨、水平弯轨和竖直弯轨配合安装构成,能够实现轨道小车在空间的三维柔性运行。

3. 防风门和防火门 防风门和防火门主要是为了系统运行的安全可靠。在轨道穿过防火区的楼板或者墙上会设置防火门,当火灾发生时,防火门会自动关闭隔离火源,而在正常情况下轨道小车是可以自由通行的。防风门是设置在轨道穿越墙面时,既可以避免空气的对流,也可以起到减少噪声、改善外观、密闭房间等作用。

4. **中央控制系统**　中央控制系统由控制终端和控制器构成,承担着系统"大脑"的任务,需要对整个系统进行实时监控、信息统计、数据储存、状态管理等,其具体的功能有:实时监控系统的运行,并提供图形化的运行状况图;收集轨道小车、转轨器以及工作站点等信息,做好历史数据的保存;具有自动报警功能,并提示故障小车或者转轨器。

5. **空车储存**　空车储存可以集中存放系统中暂时没有运输任务的轨道小车,方便轨道小车的统一管理,实现轨道小车的合理调度,提高系统整体的运行效率。此外,系统还可以加装自动充电装置,让轨道小车在空车储存中进行充电,以保证小车随时进行任务响应。

6. **系统优化与改进**　在系统运行的过程中,还需要不断地对系统进行优化和改进,以满足医院不断增长的物流需求,提高物流运输效率,实现医院物流的数字化和智能化。例如,可以加装机器视觉系统,对轨道小车和货物进行实时监控和识别,提高物流运输的精准度和安全性;或者引入5G网络,实现物流过程信息的快速传输和处理,提高系统的响应速度和实时性。

(三)箱式物流传输

箱式物流传输最初应用于烟草、图书、医药等行业,现已广泛应用于各个领域。这种传输方式通过自动化和信息化代替人工,并且在物资起始站和目的地之间进行往返传递,以达到物资输送的目的。箱式物流传输可以满足大批量的传输工作,同时也可以解决医院等场所内约90%的物资输送任务。单个箱子的载重量可达到50 kg,因此具有很高的可靠性和效率。

箱式物流传输有许多优点。首先,箱式物流传输可以实现物资的自动分拣,减少了人工成本,提高了工作效率。其次,箱子的载重量可达到50 kg,可以容纳更多的物资,减少了物流成本。另外,箱式物流传输需要占用一定的地面空间,但是可以根据不同场所的需要进行定制,适应不同的场所和环境。此外,箱式物流传输速度快,能够满足大批量传输的需求,也满足安全传输的功能。

然而,箱式物流传输也存在一些缺点。首先,由于箱式物流传输的特殊性质,不能随意在任何位置进行站点的设置,这在一些特殊场合可能会有不便之处。其次,箱式物流传输不能满足大型物品的传输需求,这在一些特殊行业可能会有不利影响。另外,箱式物流传输的耗能较高,需要消耗大量的电力资源。最后,箱式物流传输的线路相对较复杂,需要较高的技术水平和管理水平。

(四)自动导引小车物流传输系统

自动导引小车(automated guided vehicle, AGV)是一种能够在无线局域网范围内通过计算机控制,并能够自动完成运输任务的小车。它的运输路径通常需要特定的规划区域,并且借助磁力或者激光来指引小车完成路径搜索,最终实现点到点之间的物资搬运。目前,大型物流和工业生产中的AGV应用较为广泛,而在医院中的应用主要局限于发达国家,国内医院只有少数在使用该系统。

AGV 自动导引运输系统具有以下特点:自带电池续航能力,无需时刻接触式供电,可以实现真正的无人驾驶运输。运输起止点和路径可以完全由程序管理控制,相对于前面三种运输系统更加灵活机动。载重上限可达 500 kg,因此能够完成医院绝大多数的运输任务。每辆自动导引小车都配备了强大的微处理器,可以自行完成一些基本功能,例如自动导航、装卸物资、与控制中心进行数据交换等等。只需在设计时铺设好合理的路线,AGV 能够在没有人为干预的情况下找到运输任务的起止点和运输路径。

此外,AGV 可以通过外围设备进行避障和定位,保证运输的安全性。AGV 的最大行驶速度为 1 m/s,最小为 0.1 m/s,适合运输时间不紧迫的运输任务。但是,AGV 自动导引运输系统的总体投资建设资金较大,只适合一些大型医院。同时,对于医院管理者来说,需要考虑到系统的稳定性和可靠性,以及系统的后期维护和升级等问题。AGV 自动导引运输系统还可以拓展一些功能,例如将其和其他系统进行整合,实现医院内部各个功能的协同。例如,可以将 AGV 系统与医院的药房管理系统整合在一起,实现药品的自动分拣和运输,提高医院内部物流效率;或者将其与医院的设备维护系统整合在一起,实现设备的自动检测和维护等。这些拓展功能可以进一步提高 AGV 自动导引运输系统的效率和便利性,使其更好地服务于医院的各项工作。

二、物流传输系统设计的立足点

作为新世纪的现代化医院,我们通过不断寻求新的科技和先进的管理方式来提高医院的运作效率和竞争力。每天,医院内部需要传递大量物品,如文件、实验室样本、血液、化验报告、处方和药品等。这些物品的传输是医院运转的基础,但是传输过程中存在的问题也常常威胁到医院的正常运作。

应用自动化物流传输系统将大大减轻医务人员的负担,实现医院内部各科室之间物品的快速传输,减少地面空间的物流和人流,改善医院的就医环境。自动化物流传输系统可以将传输时间缩短,提高传输的准确性,减少人为错误和损失。此外,系统还可以提供客观的成本节省,将人工的传输减到最少,从而节省医院的运营成本。

我们的目标是提高医院的现代化水平,创造一个现代、高效、安全的就医环境,并以病人为中心。通过提高医院的工作效率、生产力和服务质量,最大限度地利用医务人员的专业和资源,使其从日常烦琐的物品传输工作中解脱出来,专注于对病人的护理工作。此外,自动化物流传输系统还可以提供更多的工作机会,促进医院的发展,为社会做出更大的贡献。

自动化物流传输系统的应用不仅可以优化医院的组织结构,提高医院的管理水平,尤其是后勤物流的管理水平,在不断改进和完善的基础上,自动化物流传输系统将成为现代医院不可或缺的一部分。

(一)物流传输系统设计的思路

物流传输系统设计的总体思路:高效、高速、安全、平稳。确保系统的运行速度和传输效率,井道间垂直轨道以及水平多通路轨道采用双轨双向。确保重点繁忙站点的高效运行,站点按双轨设计。保证系统轨道连接的高效和简便,消除小车在轨道上的无效运行时间:轨道设计采用了 TELELIFT 专用的 4P2T 转轨器(四根固定轨道,二个移动轨道)。确保系统运行的安全性:系统通过专用的通讯导轨和 CAN-BUS 总线通讯方式,并配置了实时的监控系统,能实时监控小车的位置,所有站点和所有转轨器的状态;小车设置了盖子锁和电子密码功能。系统运行的平稳性:系统供电配置了带保护功能的直流 24 V 低压供电。小车速度可调。为确保维护维修的准确和方便,系统应设置 L 型测试台。

(二)智能化轨道小车物流传输系统的运载物品分类

根据分析对医院传输的物品的品种统计,智能化轨道小车物流传输系统可以解决医院内约80%的物品传输。传输的物品体积和重量小于小车装载体积和重量的均可采用轨道小车运输。

表9-1 列出了可以通过轨道小车传输的医院物品。

表9-1　可以通过轨道小车传输的医院物品

科室	物品	小车直接装运
静脉输液配置中心	250 mL/500 mL 输液袋	可以
中心药房	所有盒装瓶装袋装的口服片剂药	可以
	所有盒装瓶装袋装的口服溶液药	可以
	所有盒装瓶装袋装的针剂	可以
	所有袋装瓶装的静脉输液	可以
检验中心(包括微生物、免疫)	各类血液检测样本	可以(加配水平装置)
	各类体液、腔内积液样本	可以(加配水平装置)
	尿液和粪便样本	可以(加配污物包装)
	其他液体检验样本	可以(加配水平装置)
	检验报告	可以
血液中心	各类血液制品	可以
病理实验室(包括生物和化学病理)	各类病理检验标本	可以(或加其他包装)
	病理检测报告	可以
放射科	X 射线片和报告	可以
	小型器械包	可以
	植入性器械、导管	可以
	造影剂等药物	可以
	注射用具	可以

续表 9-1

科室	物品	小车直接装运
护理单元/病区	各类药品（中心药房）	可以
	各类送检验中心的样本（同检验中心）	可以
	各类送病理实验室的标本	可以
	各类医用材料和敷料	可以
	一次性无菌用品	可以
	各类小型治疗包、小型器械包	可以
	各类无菌导管、穿刺器械	可以
	清洗和消毒的溶液、溶剂等	可以
	特殊病房用的各类物品（如石膏等）	可以
	病人病历和档案	可以
	各类书面报告,医疗文件	可以
	病区办公用品和医疗书报信件	可以
中心供应室	小型消毒包、治疗包	可以
	各类无菌导管、穿刺器械	可以
	专用的小型手术器械	可以
	包装用品和材料	可以
	清洗和消毒溶液	可以
手术室	小型消毒包,手术器械包	可以
	各类输液药品和注射用具	可以
	各类手术用材料、敷料、一次性用品	可以
	小型的专科手术器械和腔镜	可以
	手术室用的清洗和消毒溶剂	可以
	各类病理样本	可以
	病人病历、检验报告、医疗文件等	可以
	办公用品、书报	可以
门急诊和医技诊疗室	各类口服药品、针剂、静脉输液	可以
	各类小型消毒包、治疗包	可以
	检验样本	可以
	诊断报告、检验报告等	可以
医院后勤库房	各类医用材料和敷料	可以
	各类办公用品	可以
	各类医用消毒清洗用品	可以
	各类消耗品	可以

续表 9-1

科室	物品	小车直接装运
病史室	病人病史和档案文件	可以
	医疗书籍报刊	可以
行政职能科室	医疗统计资料和报告	可以
	医院内部的文件	可以

三、物流传输系统的质量、性能及技术要求

(一)质量

主要部件设计确保质量,具体如下。

1. 防火窗　防火窗完全符合《建筑设计防火规范》GB 50016—2014 强制性的条文规定,严格按消防规范要求,向医院提供可配套轨道物流小车系统且合格的防火门、窗,确保院方顺利通过大楼整体消防验收。

轨道穿越不同防火分区的墙面开孔处时安装了能与轨道配合或联动的专用隔热防火门(窗)。防火门(窗)平时常开,火灾时轨道在翻轨器作用下翻起,防火门(窗)可以自动完全关闭。

所有防火窗附近配置了独立的进口 24 V 直流不间断供电单元作为备用电源,如小车正好通过防火窗区域,该专用直流后备供电单元可为小车供电驶离防火窗区域,以免防火窗被小车卡住而无法关闭;保证火灾时大楼断电情况下防火门(窗)可以正常关闭;该备用电源发生故障时图形化监控软件可以进行报警提示,提供故障报警画面截图;配备 24 V 专用直流不间断备用电源。

根据公消评〔2014〕57 号通知《公安部关于实施消防产品强制性认证工作有关事宜的通知》、公消评〔2015〕3 号通知《公安部关于开展防火门产品强制性认证证书转换工作的通知》规定,安装的防火窗,属于强制性认证消防产品,提供国家强制性产品认证 3C 证书和完整的型式检验报告(根据国家文件要求,型式检验报告是 3C 认证的必要前提;含产品照片图纸、关闭方式和参数等必要内容),并提供中国消防产品信息网查询链接,设计的防火窗采用钢质框架,框架中安装复合防火玻璃,火警时关闭方式为水平移动。

防火窗配备的控制器,通过 CAN-bus 与区域控制器进行数据交换。该控制器可实现对转轨器直接控制和调节,例如,打开和关闭防火窗。转轨器从区域控制器接收命令并发送防火窗的实时状态信息等。

2. 防风门　在轨道穿墙的相应部位应配置常闭式双向防风门,防止不同区间的空气对流,双轨防风门两片扇叶之间没有间隙。

3. 物流传输系统监控中心　系统可以采用集散控制原理,系统实际控制由位于各个区域的区域控制器来执行,中心监控电脑发生故障不影响系统运行。

控制系统中心可以采用工业电脑,有中文操作系统,配备液晶显示器、鼠标和键盘等。

中心控制电脑预装系统专业控制软件系统,软件系统包括了图形化软件界面监控整个系统的运行包括站点,转轨器,小车专用直流后备供电单元和和空车存储库等的状态:①对系统部件发生的任何故障进行报警提示。②可对运行情况做记录,可随时调用历史运输记录。③可记录动作部件(如小车和转轨器等)的运行时间和动作次数以方便预防性维护。

4. 电源 系统的供电为380 V 三相电源,可以根据医院提出的供电要求,由相关厂家在医院指定的位置提供符合要求的电源。系统内部的供电用的24 V 直流电源,电源应有短路保护。局部设施配备不间断电源,在系统没电的情况下,继续给防火窗区域供电,保证区域消防安全的同时,保证系统设施的安全运行。

5. 运载小车 小车为长方体,大小适宜,多轨道时,转轨器时在井道、吊顶空间可以通过,可提供小车、轨道尺寸标注。运载小车的内部尺寸应满足如下参数。

(1)运载小车的箱体容量为38 L 或医院定制。

(2)小车最大的净载重量为15 kg 或医院定制,可提供相应数据小车的彩页。小车采用耐用的直流电机驱动,在水平和垂直轨道上平稳运行。

(3)水平方向速度为0.6 m/s,垂直方向为0.4 m/s。

(4)小车自带电子锁装置,仅在到站后可以开启。

(5)小车自带红外扫描装置,监控系统可以识别小车的运行位置,可提供详细图片说明。

(6)小车到达站点时,会自动发出到达信号,提醒操作人员。

(7)小车配备显示屏,可显示小车编号和工作状态。

(8)维修时小车可以方便地从轨道上取下。

(9)小车内外表面采用抗菌材质,可以有效抑制微生物在车体上滋生和蔓延。医院可要求权威机构出具的抗菌产品认证证书。

(10)小车箱盖配备阻尼缓降铰链,最大限度保障操作者安全。

(11)小车底部采用一体式弹簧片接触方式与铜轨连接,并非是弹簧加触点间接接触方式。

(12)建议配有1 辆用于轨道清洁的专用清洁小车。

6. 轨道 采用高强度铝合金材料,表面阳极氧化处理。轨道全程均为3 根导轨:其中2 根为电源导轨,提供不高于24 V 直流电;1 根为通讯导轨,小车通过专用装置和通讯导轨接触,保证小车和系统的完全实时通讯,系统可以实时的监控小车状态和发出指令;小车上的读码器通过红外线扫描轨道上的位置码,轨道上的位置码平均间距不大于3 m。站点轨道背面需配电缆盖板,避免电缆外露。

7. 转换器 可以实现小车在不同轨道之间的自动平稳换位移动。站点转轨器内置自动保护装置(非护栏式保护装置),以避免转轨器在动作时误伤工作人员。系统在四轨连接的位置,要配有同时可容纳两辆小车在双向轨道之间切换的转轨器,该转轨器带有空车架,以使所连接轨道两两之间可任意自由切换。

8.站点控制器　采用直观的中文操作交互界面。站点操作人员可根据实际需求设定单次发送的专用密码,小车接收人只有用此密码才可打开小车车盖。操作人员可关闭站点,站点关闭时其他站点向此关闭站点发送的物品会被拒绝。要为静配中心站点加设独立的称重装置,在站点显示屏上实时显示小车载重,当小车载重超过额定最大载重时拒绝发车操作,并提示操作人员调整小车载重。站点集成显示屏采用有效显示尺寸为10.1英寸的彩色多点触控电容屏,站点显示屏可直观展示本站点小车状态,包括驶向本站的小车,站内的小车以及发出的小车状态。

9.称重单元　称重单元配备独立的控制器,通过接口 RS232 与区域控制器进行数据交换。配有称重单元的站点,小车及其箱体内部的总重显示在站点屏上,有助于避免任何小车超重传送药物,从而提高小车的使用寿命。

(二)物流传输系统设计和规划主要技术及性能

智能化轨道小车物流传输系统是将医院的各个科室,如手术室、中心药房、检验科、中心供应室、各病区护士站等通过收发工作站和运输轨道连接起来,通过电动运载小车在各科室间进行物品传递的系统,主要由系统控制中心、工作站和站点控制终端、区域控制器、运行轨道、控制网络和供电系统、电动装载小车、运行轨道的转轨器、空车存储区、防火窗和防风门组成。

1.系统控制中心　系统控制中心由高配置的计算机、特制系统应用软件和外围设备构成,实现对整个轨道物流传输系统的运行监控、状态管理、信息统计。

(1)系统控制方式采用国际最先进的 DCS 集散式分区控制方式,将系统分成多个独立的区域,各区域分别控制,协调工作;这样的控制方式既大大提高了系统的工作效率,同时,也避免了因某一区域出现故障而导致整个系统瘫痪的情况发生。

(2)Windows 操作界面下的轨道物流应用软件,有密码保护。

(3)可依据设置的每日的工作时间表自动地打开/关闭。

(4)系统部件的状态可以选择组合显示或个别显示,状态显示能自动更新。

(5)实现对运载小车的持续监控,了解小车在系统中的运行状态和位置。

(6)警报状态的信息优先显示。

(7)存储和显示系统运行的历史记录,统计数据的分析和输出。

(8)显示运行轨道中转轨器的转轨次数和运载小车的运行时间,以实现系统的预防性维护。

显示所有系统部件的状态,监控和识别系统运行中的出错状态并及时排除错误。

2.工作站和站点控制终端　工作站是设在临床科室或病区的接收和发送物品的物流站点,物品的传输就是站与站之间的传输。

采用大屏幕液晶显示,直观的中文操作界面。

站点控制终端是设于工作站的控制点,通过站点控制终端上触摸式控制键盘的设置和操作能发送运载小车到任何站点,或发送多余的空车到存储区域,或调用空车到站点。

工作站有多种不同类型的设计。根据传输的要求,站点可以设计成往返式轨道(单轨)和直通式轨道(双轨)。往返式站点只有一根轨道组成,它能够双向使用发送和接收小车。直通式站点由平行轨道和一个转轨器组成,小车能够同时进入和离开站点。每个站点都有控制终端,站点终端有触摸式控制键盘,能够方便用来选择目的地地址和各种功能,也能够显示所有不同的状态信息。操作人员能够在任何工作时间(如休息、午餐时间等)关闭站点,任何后来想发送到该关闭站点的指令都会被拒绝,操作人员在发送站点通过显示屏上显示的该目的站点已关闭的信息可知道该情况。不存在的或关闭的站点地址都会被拒绝,相应的信息会在操作显示器上显示。控制系统可确定到站的小车是否已经打开了。系统的每个站点都提供一个站点目录,上面标注每个站点的名字、位置和目的地编码。

3. 区域控制器 系统分区域控制,一套系统分为多个区域,一个区域出现故障不会影响其他区域正常运行,系统分为操作级别以及管理级别,每个级别可以控制开关中断的区域不同。

区域控制器负责管理,监控其设定区域内的电动小车和系统中的其它部件,如防火窗、防风门、轨道运行转轨器和站点控制终端。

系统中每个区域内的所有固定部件和移动部件都由相应的区域控制器进行循环检测,区域控制器能够查询状态信息,或者转发控制指令到这些系统部件。

区域控制器协调运载小车的运行路径和固定部件的相应动作。

4. 运行轨道 运行轨道是电动装载小车运行的路径。运行轨道分为直轨、弯轨和曲轨。采用铝镁合金一体压铸成型。表面阳极氧化处理。所有轨道上均含 2 根电源导轨提供小车 24 V 直流供电,小车通过接触刷和电源导轨接触。所有轨道上均含 1 根通讯导轨,小车通过接触刷和通讯导轨接触,保证小车和系统的完全实时通讯,系统可以实时的监控小车状态和对小车发出指令。运行轨道具有安全性高,便于维护和清理,不易积灰等特点。

小车上有读码器通过红外线扫描轨道上的位置条形码,轨道上的位置条形码平均间距不大于 3 m,可准确确认系统中小车的运行位置。

5. 电动装载小车 电动装载小车运送物品到指定的工作站,并通过位置条码向区域控制器报告其运行的位置。位置条码被放在系统的不同的位置,由运载小车读取。医院采用的专用物流小车,可以两边开启(表9-2)。

表 9-2　技术参数

指标	参数
最快速度	1 m/s
水平速度	0.6 m/s
垂直速度	0.4 m/s
小车载重	15 kg
小车容积	38 L
驱动电压	24 V 安全直流供电

系统配置的自驱动小车,基本上由两个部分组成:带有电源单元和电子控制的底盘,以及适合装运不同物品的箱体和其附件。

每辆小车由 24 V 直流电供电,小车底盘有四个导向轮和四个侧面副轮,24 V 低压直流电机通过一个减速齿轮连接到一个摩擦轮和齿轮的联合体。小车的驱动单元通过装载耐用弹簧的电流接触器,从轨道的两个电源导轨获得能量。

小车携带的微型处理器系统具有以下控制和监控功能。①与区域控制器进行通讯。②记忆小车自身的编码。③记忆起始和目的地址,记忆最后的位置、方向和速度。④控制运行方向和马达运行速度(至少4种不同的速度)。⑤盖子锁的控制和激活拧紧装置。⑥LED 显示器:可显示小车编号、工作状态、行驶方向、故障情况等。⑦自诊断。⑧车盖为金属铰链设计,耐用可靠。⑨所有传输相关的信息必须储存在一个永久性储存器内,即使电源关闭也不会丢失。

轨道上的积灰清洁工作由专用的清洁小车进行,每周对轨道进行一次清洁即可。

6. 运行轨道转轨器　运行轨道转轨器采用先进的 PLC 控制器,将电动小车从一条轨道转运到另一条轨道上。转运过程是由转轨架的平行移动来完成的。转轨器用 24 V 的直流电运行,不需要其他的任何电源供应。

(1)所有的转轨器的控制电路板是相同的,具有互换性,通过不同的软件设置保证了各自的独特性。

(2)转轨器控制器可以和计算机控制联接,进行带电运行测试和设置。控制电路板安装有小型的拨键开关,这样有利于对转轨器的人工控制,同时这也便于启动向不同转轨位置运行的控制。

(3)站点转轨器有自动保护装置,可避免转轨器在动作时夹住工作人员从而造成误伤。原理:转轨过程中若遇到阻力,会引起转轨器电流增加,电流达到阈值后启动限流装置,使电机停止运作,该功能可避免转轨器在动作时误伤工作人员。

不同类型的转轨器的使用,取决于转轨位置和移动轨道的数量,根据系统的不同需求,配置不同类型的转轨器。转轨器有多种型号。

7. 空车存储区　空车存储区接收和提供当前在系统中暂时没有传输任务的运载

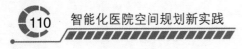

小车。

系统设计中需配置合理的空车存储区,以保证每个工作站都能迅速调用到空车或从工作站发送空车到存储区。

8. 防火(门)窗　轨道在穿越不同防火分区的墙面开孔处安装轨道物流传输系统专用防火门(窗),平时常开,火灾时自动关闭。

防火门(窗)附近设有专用的进口 24 V 直流不间断电源,保证火灾时防火门(窗)可以正常关闭;如小车此时正好在防火门(窗)区域,由此 24 V 直流不间断电源给轨道供电以保证小车驶离防火门(窗)区域以避免小车被防火门(窗)卡住。并出具国家固定灭火系统和耐火构件质量监督检验中心出具的"防火门/窗型式检验报告"。

9. 防风门　在井道出口,设置双向常闭防风门,防止空气对流。

10. 系统的供电电源　该传输系统需要提供的起始电源为 380 V,三相,50 Hz。该电源经过交直流变换后的二级输出电压为 24 V。

11. 使用寿命　轨道物流医疗用品传输系统的使用寿命为 30 年。

第十章　项目进度质量管理

项目管理是以项目为管理对象,在一定的约束条件下,为实现项目目标,运用科学的理念、程序和方法,采用先进的管理技术和手段,对项目建设生命周期内的所有工作进行计划、组织、协调和控制等系列的活动。在这些活动中,需要对项目的进度、质量和费用进行核心关注。

除开费用,项目的进度和质量模块是特别需要关注的方面。要确保项目按时完成,并达到预定的质量标准,需要在项目管理中引入更多的计划和协调活动。这些活动包括但不限于风险管理、干系人管理、沟通管理、质量管理、采购管理、进度管理、资源管理和范围管理等。

医院建设项目管理是项目管理与建设工程技术在医疗建筑这一专门领域的融合、应用与发展。它需要涉及建筑学、管理学、经济学、医学、装备工程学、社会学以及信息科学等多种学科,以便更好地实现项目目标。在医院建设项目管理中,需要更多地考虑医疗设备的安装和维护,以及医院团队的协作和沟通等方面的问题。

医院基建工程是医院发展的重要基础设施,也是惠及民生的重点项目。近年来,随着城镇化的不断推进,城区人口不断增加,医院服务人数快速增长,医院工作负荷也随之增加,导致医患矛盾日益严重。因此,医院通过升级改造提升自身服务水平和医疗能力,为居民提供更优质的服务,这是医院基建工程进度和质量的重要意义之一。

另一方面,医院基建工程项目能否取得较好的社会和经济效益,也关乎医院和医疗体系的发展。医院作为社会基本保障设施,其工程质量不仅关系到医院的发展,还关系到当地居民的身体健康。因此,医院基建工程的进度和质量管理十分重要。

在此背景下,医院基建工程项目需要更加注重进度和质量的管理,加大投入力度,提高管理水平,加快工程建设进度,确保项目顺利实施。同时,医院需要采用先进的技术和设备,优化医疗资源配置,提高医院的综合服务水平和医疗质量,为社会提供更好的医疗保障。因此,医院基建工程进度和质量的重要意义不仅在于医院的发展,也在于惠及民生,为当地居民提供更好的医疗服务。

项目的定义是组织为了向他人提供某项比较独特的产品或服务所做出的努力。美国项目管理协会提出的项目概念得到了我国学者的认同,大多数学者认为项目是现代化企业为了获得自身在经济效益方面的成功而在自身的产品组合方面所做出的努力。虽然项目管理的严格意义上起源于20世纪美国的曼哈顿计划,但在21世纪已经成为独立的管理学科,无论是技术还是理论方法都已经被广泛运用和采纳。

项目管理是依靠项目组织中采用专业的知识和专业人员,在明确了企业项目管理目标的同时也要优化利用企业资源,通过对企业发展目标的细化来达成企业期望的目标。项目管理具有临时性的特征,这主要是基于项目本身的定义。项目是一种比较临时的任务,具有一定的完成时限。如果项目成功完成,那么它就结束了。

项目管理的过程可以分为五个阶段:项目的前期准备启动、项目活动如何开展的规划、项目的正式实施、项目实施全过程的监督和控制以及项目实施完毕的验收和扫尾。具体到项目管理理论的要求,项目管理的工作内容需要完成一个部分后才能够开展下一部分。此外,现代项目管理已经分为了 10 个板块的知识内容,包括范围管理、进度管理、质量管理、成本管理等。每一个模块都有独自的重要性和价值。因此,项目管理不仅是实现项目目标的过程,也是学习和运用多种管理技术的过程,这些技术可以帮助项目组织更好地完成任务。

项目进度管理,也称为项目工期管理,是项目管理活动中对时间进行科学规划和控制的管理活动之一。目前,项目进度管理已成为项目管理知识领域的重要组成部分,是十大核心知识模块之一。其实质是在合理安排资源供应的前提下,有条不紊地实施项目各项工作,以保证项目能够按照既定的目标时间(工期)要求来实现。

在项目进度管理中,项目管理人员需要具备相关的知识和技能,包括如何制定进度计划、如何进行进度跟踪和监控、如何分析和解决进度偏差等。同时,他们需要关注项目的整体进度情况,及时调整项目进度计划,以应对不可预见的风险和挑战。

项目进度管理通过对整个项目工作开展的用时进行有序的计划和科学管控,实现项目在时间约束的条件下完成所需的所有工作,以达到项目的目标。项目进度管理作为项目管理的三大目标之一,有着重要的管理方法和步骤。它通过对项目工作的分解,将项目完成所需的工作进行排序,并通过项目逻辑关系的排列,使得项目工作时间关系更加明晰。然后,借助对项目工作完成所需时间的估计,形成项目的工作时间计划。接下来,按相关资源优化的方式对项目完成的工作时间进行调整,建立起科学的控制手段和流程,以此保障项目在规定的时间范围内实现项目开展的目标。

项目进度管理工作可以说是项目管理工作开展的核心。如果项目进度管理混乱和失控,必然会导致项目工期拖延和滞后,使得整个项目管理活动失控,从而更可能导致项目的失败。因此,保证项目在规定的时间约束期限内完成项目的各项工作是项目进度管理工作开展的基础,也是项目实现其目标的必要条件。

在实施项目进度管理的过程中,除了分析和制定进度目标、编制进度计划、合理分配资源组织项目的实施、监督和监控进度计划与实际进程的动态情况外,还需要关注项目的整体进度情况,及时调整项目进度计划,以应对不可预见的风险和挑战。通过有效的项目进度管理,可以提高项目的执行效率,保证项目按时完成,从而实现项目的目标。因此,在实践中,项目管理人员需要密切关注项目进度管理的实施情况,及时调整进度计划,以确保项目的顺利推进。

项目的进度管理涉及很多方面内容,其中包括项目完成所需时间的计划、控制等。项目进度管理是项目管理工作的关键环节之一,与成本管理、质量管理等方面相互联系和相互约束。在项目管理的总体内容中,项目进度管理的工作主要是把项目规划的各项工作转变为具有时间性的工作计划,并以图表的形式呈现出时间计划,同时对该计划进行监控和动态的控制,以确保项目的时间计划满足项目活动开展的需要,直到项目目标实现。

一、项目进度管理内容

在项目进度管理的定义中,可以看出项目进度管理的主要观点和涉及的内容,但是具体的实施还需要按照项目管理的步骤来进行。例如,在项目进度管理中,需要首先确定项目的阶段和目标,然后制定相应的时间计划,考虑各种风险因素,制定相应的措施,确保项目进度的顺利执行。同时,还需要与相关部门和人员进行沟通和协调,及时解决项目进度管理中出现的问题,以确保项目顺利完成。可以将项目管理的主要内容分为以下几个方面的内容。

(一)项目活动分解

项目活动的分解就是借着项目工作范围定义,对完成项目所需开展的工作进行细分。按照项目工作层级进行逐步分解,分解成为便于项目工作开展或可直接实现交付的成果和工作单元。通过项目活动的分解可以形成项目工作包,并以工作包为单位形成项目进度计划编制的基础。项目活动分解的结果就是形成项目活动分解结构,该结构使得项目完成的目标更加清晰,也使得项目完成所需的时间更加明晰。只有完成了项目活动的分解才能使得项目进度计划的编制更加科学和贴近实际。

(二)项目活动排序

顾名思义,项目活动排序就是对项目完成所需工作进行前后关系的排定,通常也可以叫为项目活动逻辑关系的确定。项目活动排序是项目活动分解之后,根据所需完成工作的衔接关系进行紧前或紧后的确定,并按照从上到下,从前到后的关系,以逻辑顺序的方式进行排列,从而形成科学的项目工作开展的结构体系,也为后续的工作时间估算奠定基础。

(三)项目活动时间估算

项目活动时间估算也将项目时间估计,通常采用经验总结、专家判定或者科学分配的方式,进行项目活动用时参数的估算,而时间的估算常见的就是三点估算。按照项目时间的期限约束,将活动分解的每个工作单元进行时间参数的估算和分配,从而形成项目完成的具体时间。

(四)项目进度计划的编制

项目进度管理工作的一项重要输出物就是项目进度计划,因此项目进度计划的编制是项目进度管理工作的重点。只有形成项目进度计划才能有序地开展项目的每一项工作。借助项目的活动分解成果和所估算的时间参数,借助日历编制项目工作历程表,通常以进度计划表或进度计划图的形成反映项目进度计划。此外,项目进度计划的编制还需要考虑到时间的风险和不确定性,以及在项目进度控制过程中可能需要进行的调整。

(五)项目进度控制

项目进度控制是对项目按照进度计划推进过程中所采取的必要干预手段。它通常包括对项目进度计划执行的监督和管控,当项目进度计划与实际项目进展产生偏离时就需要采取必要的方法和措施予以控制,使项目的进度得到良好的保障,从而确定项目的进度满足项目活动开展的需要。项目进度控制还需要考虑到人力、物力和财力等资源的限制,以及可能出现的风险和变更,以便及时进行相应的调整和优化。

二、项目进度管理方法

项目进度管理是项目管理的重要组成部分,它是通过科学的方法和规范的流程来确保项目按时完成。常见的项目进度管理方法包括滚动计划法、工作排序法、学习曲线法、设计结构矩阵等。其中,滚动计划法适用于大型、复杂的项目,能够将项目的进度分为多个阶段,每个阶段都有详细的计划和控制措施。工作排序法则是将项目的工作分为若干个阶段,每个阶段都有明确的目标和时间表。学习曲线法则是通过研究项目的历史数据,来预测未来的进度和成本。设计结构矩阵法则是通过将项目的工作和资源进行矩阵化,从而更好地理解项目的结构和进度。

除了这些方法之外,还有一些常见的项目进度管理技术,如工作分解结构法、关键路径法、计划评审技术、甘特图、前锋线法等。这些技术能够帮助项目经理更好地规划项目进度,制定合理的计划,并及时调整计划以确保项目的顺利进行。

(一)工作分解结构

工作分解结构(WBS)是一种将项目目标实现所需完成的所有工作分解成若干个单元或工作步骤的方法,它是一种在项目管理活动当中常见的综合性管理工具。WBS 通常以图形结构或列表的形式将项目各阶段及各工作单元所需交付的成果进行了形象的表述。通过 WBS 对每一个工作环节的工作定义,使得项目管理人员便于项目进度的编制和调整,以及相关资源的配置等,利于项目工作的衔接。

在实际的项目管理中,WBS 还可以帮助管理人员更好地掌控项目,包括但不限于以下方面。

1.确定项目工作内容　通过将项目目标分解成若干个可管理的工作单元,WBS 可以帮助管理人员更好地确定项目工作内容,从而更好地管理项目。

2.明确工作责任　WBS 可以明确每个工作单元的责任人和相关人员,从而更好地实现项目工作的协同。

3.确定工作优先级　WBS 可以帮助管理人员确定项目各个工作单元的优先级,从而更好地安排工作和资源。

4.管理项目进度　通过 WBS 对每一个工作环节的工作定义,管理人员可以更好地掌握项目进度,及时调整项目计划,保证项目按时完成。

(二)关键路径法

关键路径法是一种寻找项目工作路径的方法,它利用网络图来指导项目工作开展。该网络图将项目所需要完成的工作通过箭头的形式进行串联,形成一条路径线路的技术。关键路径法的作用是确定项目中耗时最长的主干路线,并将该线路的耗时用于度量完成整个项目所需的时间。这种方法可以帮助我们更好地管理项目进度,从而避免项目进度拖延和成本高涨的问题。此外,关键路径法还可以通过监控项目中耗时最长的主干路线的进度状态来指导和调节整个项目的进度节奏,从而提高项目进度管理的效益。

在实际应用中,采用关键路径法还可以优化项目的资源分配,从而提高项目的效率和质量。通过对每个任务的耗时和资源需求进行评估,我们可以确定项目中的瓶颈任务和关键任务,并对其进行优先安排和资源调配,从而确保项目的顺利开展和高质量完成。

关键路径法是一种非常有效的项目管理方法,它可以帮助我们更好地管理项目进度,优化资源分配,提高项目的效率和质量。在实际应用中,我们应该根据项目的实际情况灵活运用关键路径法,以达到最佳的管理效果。

(三)计划评审技术

计划评审技术(PERT)是当前项目进度网络计划识别关键路径方法的升级版。与关键路径方法相似,该技术方法采用网络图的方式,通过双代号的网络架构将项目所需完成的工作进行链接。但是,计划评审技术与关键路径法的不同在于对项目每个活动单元完成工作所需的时间估计方法不同。计划评审技术通过专家评审对网络计划进行优化,大多在给出了项目的起止时间后,将完成每个活动的最多时间、最少时间以及最可能的时间进行三点估值,俗称三点估算法。以此为基础,采用加权平均法计算出一个期望值作为任务活动的持续时间,并将该估算的时间用方差的形式计算出持续时间概率分布的离散程度。离散程度越高,说明估计时间具有较大的不确定性。这样,采用计划评审技术可以提高任务活动持续的估算值,让估算更接近活动实际耗费时间的可能。

使用 PERT 技术时,可以更加详细地描述每个任务活动的完成方式和所需时间。通过三点估算法,可以考虑到活动完成时间的最小值、最大值和最可能的时间,这有助于更好地规划项目。同时,还可以使用计划评审技术来计算持续时间的概率分布,以便更好地预测项目的进度。这种方法的优点是能够提高项目进度的准确性和可预测性,从而使项目完成更加高效和成功。

(四)关键链管理法

关键链管理方法是一种用于项目进度管控的方法,它能够在考虑资源受到限制的情况下,通过设置关键链缓冲区并对该缓冲区进行监控,来控制由于工作持续时间不确定而可能造成的延误。相对于传统的进度管理方法,如关键路径法等,关键链管理法更加注重从系统的角度考虑项目进度管控问题。该方法将约束理论和概率理论进行了统一,是一种全新的管理方法,具有 TOC 和 CPM/PERT"基因"。

为了实现项目进度的最优编制,关键链管理法需要执行以下步骤:①确定项目的关键线路;②平衡资源冲突;③消除安全时间;④确定关键链。

通过执行上述步骤,关键链管理法能够不断进行优化,以确保项目进度能够更加顺利地实施。此外,关键链管理法还强调了系统的整体性,将项目各个部分视为一个整体,从而更好地实现了项目进度管控的目标。

(五)横道图

横道图,又称进度甘特图,是亨利·甘特所创的一种项目进程可视化的线条图。它以时间为横轴,以活动为纵轴,通过横向的条状或线条详细描述了项目的时间计划以及实际进程。这种图表能够使活动计划和实际完成情况形象地展示出来,便于人们理解和分析。横道图不仅在工程建设中被广泛使用,而且在许多其他领域也被应用,如软件开发、市场营销、活动策划等。在软件开发中,横道图被用来跟踪软件开发进度,以确保项目按时交付。在市场营销中,横道图被用来规划和跟踪市场活动的进度,从而提高营销活动的效率。在活动策划中,横道图被用来规划和跟踪活动的进度,以确保活动能够按时顺利地进行。

三、项目质量管理

当前,我们将质量管理定义为为了满足产品和服务的特定要求或所固有特性而开展的一系列管理活动。无论是国内组织还是国外组织,质量管理都有明确的定义。这些标准内涵的阐述,进一步推动了质量管理的理论与方法的发展。

项目质量管理是以项目为单位范畴所开展的质量管理活动。与大多数企业或组织所开展的质量管理活动一样,项目质量管理通过建立质量管理计划、实施质量保证措施、开展质量管理控制活动等一系列质量管理工作,为项目组织开展项目活动提供质量方面的保障,实现项目的质量目标。因此,我们可以理解项目质量管理为项目组织通过质量管理专员所开展的一系列有目标有组织的管理工作活动,为达到或实现既定的质量目标,将项目质量的规划、项目质量的保证、质量的控制以及质量的改进等工作进行合理安排,使得项目的质量满足项目目标的需要。

在项目质量管理中,我们强调以项目质量的规划与控制为核心,通过必要的管理手段和采取必要的措施,使项目能够满足预期的质量要求。简单来讲,项目的质量管理不仅包含了质量的管理,还包含了对项目质量实现过程的管理。因此,为了真正实现质量管理的终极目标,项目质量管理需要按照质量实现的基本过程,以项目质量保障和控制为关键点,采用各种不同的质量管理工具通过不断的检查和改进,包括各种质量通病的防范和管理过程的规范。这些都是必要的步骤,才能真正实现质量管理的终极目标。同样,项目管理知识体系也将项目质量管理作为了十大知识模块当中的另一核心模块,作为项目管理工作开展的重点,成为项目目标的重要组成部分。

(一)项目质量管理主要内容

项目质量管理需要关注两个方面:项目产品或服务质量和项目产品或服务质量实现

过程质量。为了实现项目的质量目标,我们需要对项目的产品或服务提出质量要求,并对产品或服务实现的过程提出质量要求。因此,项目质量管理需要更高的要求和更多的工作。我们需要进行质量管理概念的分析和质量管理工作的开展,以落实进一步的项目质量管理工作。综合《PMBOK 指南》(项目管理知识体系,Project Management Body of Knowledge)对项目质量管理的描述以及朱兰所提出的质量管理工作三部曲,我们将项目质量规划、项目质量保证、项目质量控制及改进列为项目质量管理的基本内容。

1. **项目质量规划**　在项目质量规划中,我们需要分析识别与项目及其产品相关的质量标准,并确定如何满足这些标准所需的具体要求或过程。通过一系列质量计划来体现项目质量规划,将未来需要执行的质量管理活动进行事项规划,并形成一定的技术文件或指标要求,用于指导质量管理活动。

2. **项目质量保证**　在项目质量保证中,我们需要开展质量信任活动,以确定项目可满足项目的相关质量标准。通过定期评估整体绩效,建立质量保证体系,从项目内外部建立质量保证方法和行动纲要,继而为质量管理活动建立必要的措施和行动方案,以满足质量的标准要求。

3. **项目质量控制及改进**　在项目质量控制及改进中,我们需要实施质量活动的检查和记录,并根据监测的质量数据进行分析,以确定质量管理活动遵循相关质量标准,为提供质量控制的依据和建议改进的措施。我们还需要根据组织的质量管理体系和项目各阶段质量控制要点,来确保整个项目从启动到收尾全生命周期的质量,并且利用质量管理方法来进行保障。通过质量管理体系、质量控制规范要点及质量管理方法三者之间循环改进,在内部机制上形成了统一的整体;同时辅以组织的质量管理体系,从而不断循环优化改进。在实践中,我们还需要关注项目的不同特点和需求,不断进行调整和改进,以达到更高的质量目标。

为了进一步实现项目质量管理的目标,我们还需要开展以下工作:①建立组织的质量管理体系和项目的质量管理体系,确保项目从启动到收尾全生命周期的质量。②制定项目的质量计划和质量保证计划,确保项目在质量方面达到既定的目标。③制定质量控制计划和质量改进计划,确保项目在质量方面得到持续的改进。④实施质量管理方法,包括质量活动的检查、记录和分析,以及质量数据的监测和报告,以便及时发现和解决问题。⑤开展培训和教育活动,提高项目人员的质量意识和质量管理水平。

(二)项目质量管理的方法

常见的项目质量管理原则有 PDCA 循环原则、三阶段控制原则和三全控制管理。其中,项目质量事前、事中、事后三阶段管控原则是当前大多数工程项目使用的质量管理原则。

1. **事前质量管理**　项目质量事前管理主要是从项目各阶段的质量规范进行全面系统的分析和策划,对项目目标实现的全过程进行提前布控。项目质量的事前管控通常以类似项目的经验总结为基础,对完成项目的目标可能出现质量问题或存在质量隐患的环节进行重点关注。接下来,按照项目质量管理的方针和原则,制定出科学有效的质量管理办法和预防措施,提前为项目管理活动的开展奠定质量保证,同时也为高效的项目质量管理活动的开展提供把控的要点。

2.事中质量管理　项目质量事中管理是对项目活动实施过程中的质量进行管控。事中质量控制的核心以事前规划的质量管控策略和问题热点为重心,通过不断施予人员、技术和方法包括材料设备的质量控制,确保质量得到良好的保障。整个事中质量管控不仅包含了整个项目活动从计划到执行阶段的各项工作,还需要按照项目生命周期各阶段的划分,重点对计划、实施、验收等活动环节进行质量方面的管理和控制。

3.事后质量管理　项目质量事后管理是在项目实施结束后对所有项目质量管控活动和工作开展情况的总结,主要通过对比事前质量管控的计划和事中质量管控的执行情况,寻找相互之间的差异,分析质量问题未能得到良好管控的环节,找出质量管控存在问题的关键,为寻找项目质量的改善提升途径、提供支持。另外,事后质量管控还需要做出全阶段质量管控效果评估,进一步总结经验与得失,为今后类似项目质量的管控工作提供参考。

开展项目质量管理无论是质量的规划还是质量的保证,又或者说质量的控制或者质量的改进都离不开质量管理方法、工具的使用。PDCA 和六西格玛是质量管理活动中最为常见的方法;而质量管理工具则有很多,包括了"老七种"工具以及"新七种"工具。其中又以质量管理的排列图法、因果图法、调查表法、控制图法、直方图法等七种常见的质量工具为主;而新的质量工具则以关联图法、系统图法、矩阵图法、箭条图法等七种新的质量管理方法为重点。通过上述质量管理的方法和工具在项目质量事前、事中、事后三阶段的质量管理活动中的运用,可以全面提高质量管理效益。

四、项目管理过程中常见问题

项目主要常见质量问题及预防和治理如下。

(一)工程质量缺陷

工程质量缺陷是指工程施工质量中不符合规定要求的检验或者检验点,可分为一般缺陷和严重缺陷。一般缺陷和严重缺陷的区分往往在于对结构构件的受力、耐久、安装和使用功能有无决定性影响;这也是日常项目管理中现场质量管理的重中之重。

(二)工程质量通病

工程质量通病是指各类影响工程结构、施工功能及外观的常见性质量损伤,又叫"建筑多发病",故称质量通病,例如:模板拼缝处混凝土面层的局部走浆、混凝土自重引起的管线不顺直、模板材料引起的混凝土表面不平整等。

(三)几种常见质量问题及预防和治理

工程质量问题的常见成因分为:倾倒事故、开裂事故、错位事故、边坡支护事故、沉降事故、功能事故、安装事故以及管理事故。

1. 基础工程

(1)边坡塌方

成因:坡度不够,通过不同土层时,未根据岩土特性分别放坡。有地下水作用的土层,未采取有效的降排水措施,致使土的内聚力降低,出现涌水涌砂。边坡顶部承载过大,边坡承载力不足。开挖次序方法不当。

预防:确保按要求合理放坡;会同现场管理单位检查涌水应急方案、现场降排水措施的落实情况;严格现场管理和责任管理。

治理:清除塌方后采取有效支护措施,或将边坡改缓,同时做好排水降水工作。

(2)基坑泡水

治理:立即组织现场采取排水措施,将水引流排净。设置截水沟,防止水刷边坡和塌方。

对已被浸泡扰动的土层进行排水晾干,必要时采取夯实或换土夯实的措施。

2. 主体工程

(1)钢筋错位

成因:未按设计加工和安装。现场翻样时未合理考虑主筋位置和避让关系。钢筋在混凝土浇筑过程中未绑扎牢固或者垫块移位引起错位。

防治措施:深化现场交底管理,在交底中必须明确钢筋位置及避让关系。加强现场质量控制,混凝土浇筑前后现场监理等管理单位严格审验制度,加强现场的三检制度。混凝土浇筑过程中设置专人发现问题随时检查和校正位置。

(2)混凝土表面缺陷

成因:模板接缝不严、漏浆,模板表面污染未处理。混凝土在入模前模板未均匀涂刷隔离剂,模板未浇水湿润。混凝土和易性未控制好。漏振、振捣不实,或因局部配筋过密,无法正常振捣。模板拆除过早。

防止措施:加强现场监督检查和交底管理,模板施工时对模板表面、接缝进行检查;混凝土施工前对隔离剂涂刷、钢筋排布、保护垫块的情况进行检查;混凝土浇筑时监督和规范振捣、收面等工序。对局部配筋过密处,及时要求责任方制定措施、修改方案,保证浇筑和振捣质量。

3. 混凝土收缩裂缝

成因:混凝土水胶比不合理和易性差、坍落度较大。混凝土浇筑时振捣不密实或者缺乏振捣。未及时养护或者养护条件不符合规范要求。水泥或者掺合料用量超规范要求。混凝土组成原材料不合格,如水泥超过或接近有效期、含泥量过大等。

治理措施:现场搅拌类混凝土务必严控混凝土原材料关。商品混凝土配合比、坍落度要求必须符合设计文件、现场及规范要求,由具有相应资质的试验室配置合适的配合比。混凝土必须及时养护和保证养护质量。

4. 填充墙与主体交界处裂缝

成因:砌体与主体之间未设置拉结筋。砌体顶部未按要求斜砌和填封。柱子、剪力

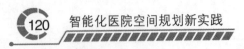

墙与砌体接缝处未设置钢筋网片。砌体砌筑前湿润不充分、不均匀。

防治措施:填充墙与柱子、剪力墙处以及填充墙长度超过规范值后按照设计及规范要求加设拉结筋。填充墙顶部斜砌砖务必保证填封材料的饱满度和施工质量。柱墙与填充墙接触位置按照规范要求布置钢丝网片。

5.防水工程

(1)地下防水施工质量要求

材料要求:使用的材料应符合设计要求和质量标准的规定。

基层要求:混凝土应密实,表面平整,不得有钢筋裸露、蜂窝麻面等;混凝土的施工缝、变形缝、后浇带、穿墙管、埋设件等设置和构造必须符合设计要求。

防水层厚度应符合设计和规范要求。

刚性防水要求:防水混凝土的抗压强度和抗渗压力必须符合设计要求;水泥砂浆防水层应密实、平整、粘结牢固,不得有空鼓、裂纹、起砂、麻面等。

柔性之卷材防水:卷材接缝应粘结牢固、封闭严密,防水层不得有损伤、空鼓、皱折等。

柔性之涂膜防水:涂层应粘结牢固,不得有脱皮、鼓泡、流滴、皱折、露胎等;涂层厚度应符合设计要求。

(2)屋面防水施工质量要求

材料要求:使用的材料应符合设计要求和质量标准的规定。

基层要求:找平层表面应平整,不得有起砂、起皮现象。

构造要求:天沟、檐沟、泛水和变形健等构造,应符合设计要求。

刚性防水要求:防水混凝土的抗压强度和抗渗压力必须符合设计要求;水泥砂浆防水层应密实、平整、粘结牢固,不得有空鼓、裂纹、起砂、麻面等。

柔性之卷材防水:卷材铺贴方法、搭接宽度和顺序应符合设计要求,接缝严密,不得有皱褶、鼓泡和翘边现象。

柔性之涂膜防水:涂层应粘结牢固,不得有脱皮、鼓泡、流滴、皱褶、露胎等;涂层厚度应符合设计要求。

柔性之油毡瓦屋面:瓦屋面的基层应平整、牢固,瓦片排列整齐、平直,搭接合理,接缝严密,不得有残缺瓦片。

6.常见防水工程质量问题的处理

(1)管道穿管部位渗漏水

成因:穿墙管道周围混凝土振捣不密实。穿墙管与结构接触处未进行有效表面处理,致使管道与结构衔接不严密。穿墙管存在裂缝或者选用有缝管道作为套管。穿墙管道安装后未固定牢固,受震动、施工等影响而产生缝隙。

治理:对于渗漏量较小的渗漏点直接采用堵漏法施工。对于渗漏量较大的漏水点采用下线堵漏法处理:操作时,先将裂缝剔好沟槽,然后在沟槽底部沿裂缝放置一根小绳,绳径视漏水量大小而定,绳长200～300 mm。绳放好后将准备好的胶浆迅速压入沟槽内,随后立即将小绳抽出,使渗水顺绳孔流出,最后堵塞绳孔后做好防水层。

（2）卷材开裂

成因：①有规则横向裂纹。基层板受温度变化而发生膨胀,此外卷材的质量较低,老化或者韧性延展性不良。②无规则裂缝。卷材施工时搭接长度不足,或者卷材基层质量不良,找平层分格缝处理不到位等引起。

治理：对于无规则裂缝一般在开裂处补贴卷材即可,有规则横向裂缝则需要在屋面完工后几年内处于发生和发展阶段,需要逐年治理才能见成效。常用的治理方法大致分为防水油膏补缝、以干铺卷材作为延伸层两种。

（3）卷材起鼓

卷材起鼓一般发生在夏季和天气温度较高的时节,大多在完成施工几个小时或者几天内起鼓,鼓泡一般从小到大,逐渐发展。起鼓一般从底层卷材开始,常伴有冷凝水珠,并可连成片或者线。

成因：两层或多层卷材在粘接时,基层未处理到位,有水气;卷材防水存在粘不实处,窝有水分和气体,经太阳照射和气温影响,水分蒸发而无法消散与大气中,体积膨胀造成起鼓。

治理：起鼓轻微处,用抽气灌胶法处理,辅以砖块、钢板挤压等方法。直径较大处用割补法治理,用刀将起鼓防水割除,基层处理后用喷灯烘烤就卷材接口,分层剥开后除去旧胶结料后依次粘接好原卷材层,然后在上面再分别敷贴两层新的卷材,再做好保护层。

7. 常见装修工程质量通病的防治

（1）板块类墙地面起鼓、空鼓

成因：面层施工前基层处理不到位,如：局部有浮渣,未洒水或者洒水量过大。胶结材料水灰比不合理,粘结剂质量差,结合层太厚或太薄。面层涂刷粘贴结合剂质量不合格,消减水泥与面层的粘结力。大面积铺贴面层时,未合理设置伸缩缝。完成后未及时养护或养护不充分。未做好成品保护。

防治：确保板块面层铺贴前基层整洁无浮渣等,铺装前涂刷界面剂,界面剂、粘结剂复试合格方可使用。水泥砂浆结合层的水泥砂浆经验为手握成团、撒手即散,砂浆不宜太厚或太薄,太厚则需制作混凝土垫层,太薄则需剔凿处理。面层安装后合理期限内不得上人,注重成品保护。完工后保证足够的养护时间和条件。

（2）轻钢龙骨隔墙、石膏板吊顶表面开裂

成因：单体面积较大、较长时,板与板之间缝隙过小或未留缝。副龙骨间距过大,板材与结构支撑件连接不牢固。阴阳角、造型处接缝处理不到位。

防治：石膏板拼缝不可密拼,预留有足够空隙,安装要牢固规范。龙骨等结构部件安装应稳固,与板材连接牢固。转角处、阴阳角处宜用整块板材安装,防治拼接应力集中,有造型的石膏板宜划成 L 形。长度应合理,转角、造型处设置加固板。板材缝隙的处理应先清理后用专用石膏嵌缝,用专用纸胶带粘接缝隙,再进行表面处理。

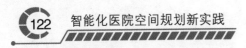

（3）壁纸或壁布空鼓

成因：封闭胶漏刷、涂刷不均匀，或者胶体质量不良。裱糊前背胶漏刷、涂刷不均匀，或者胶体质量不良。刷胶后到上墙时间未控制到位。按压不当、不均匀，致使两侧赶压量存在差异。基层过于潮湿、不平或者污损。粘接完成直接进行太阳暴晒或者通风。

防治：施工前检查基层质量，确保封闭胶涂刷均匀，起到隔离作用。施工前提前进行壁纸壁布的刷胶，刷胶厚度应合适均匀，从刷胶完成到上墙时间控制在 5～7 min 之间。按压应按规范由里往外进行，且赶压遍数、力度应均匀。施工完毕后避免太阳暴晒，不宜直接开窗通风，待胶结材料自然阴干后再进行通风。

第十一章　基建档案管理

在医院档案管理中,基建档案占据了重要比例。无论从宏观角度还是微观角度分析,都可以清楚地了解到基建档案的重要性,这主要体现在以下几个方面。

作为后期审计审查的基础保障。医院基建档案包含了众多内容,其中包括医院基建工程中的资金流动状况,如投资预算、投标价格等。这一系列的基建档案数据可以为后期的审计审查提供基础,从而减少资金流失现象的发生,并有效保障医院基础建设的质量与效率。

作为医院未来发展的依据。医院基建档案还包括了地质状况、水文条件、周边环境等,并具有可行性分析报告。这些信息是十分宝贵的,可以为医院的可持续发展奠定基础。

作为构建新时期平安医院的凭证。基建档案中准确且详细地记录了医院的科室、病房布局等。这些信息是构建平安医院的重要凭证。另外,基建档案还可以对保修维护进行记录,从而减少各类经济纠纷,实现医院的平稳发展。

医院基建档案的重要性不容忽视。通过对基建档案的认真维护和管理,不仅可以为医院的发展提供有力支持,还可以为医疗服务的质量和安全保驾护航。

一、基建档案的特点

1. **现实性**　医院的基建档案记录了每个阶段的建设项目各个环节,提供原始的信息依据,为后期医院在投资建设其他项目或者对原有的项目进行维修、改建、扩建提供了有效的信息。在这个过程中,医院基建档案管理起着至关重要的作用。通过记录各个环节的信息,可以在很大程度上减少不必要的错误或者纠纷。此外,基建档案管理人员还可以根据档案资料中的信息,为医院基建工程的规划、设计、施工、验收等提供重要的参考。

2. **专业性**　基建档案所涉及的内容专业性质较强,不同于其他行业档案。这也就要求基建档案管理人员具有较高的专业水平。项目工程的特殊性和专业性,也决定了医院基建档案的专业性较高。在管理过程中,需要管理人员具有一定的专业知识和技能,能够对档案材料进行深入的研究和分析。此外,基建档案管理人员还需要了解医院基建工程的发展趋势和政策法规,为医院基建工程的顺利推进提供支持。

3. **成套性**　基建档案的信息繁杂、种类多,为了更好地做好基建档案管理工作及方便之后的信息查找工作。医院的基建档案管理一般都是将每个项目工程成套的在文件中记录。这样可以提高档案管理的效率,也可以更好地保存档案资料,方便后期查找和利用。此外,基建档案管理人员还可以通过对不同项目的档案资料进行比对和分析,发现项目工程的共性和特点,为医院基建工程的规划和设计提供参考。

二、基建档案管理在医院发展建设中的作用

1. 切实反映医院的总体建设和发展　医院的基建档案在一定程度上也反映了医院的发展速度和医院的整体规模。因为,我们可以从医院的基建档案中详细了解到医院的各个工程建设的规模大小及各个项目建设的设施设备配置等方面的情况。同时,我们还可以从医院的基建档案中看出未来医院的发展规划。基建档案真实地记录着医院的发展历史,也记录着医院在各个阶段的发展变化。医院想要做大必须依据医院基建档案,一旦医院的基建档案丢失或者不完备,那么将会对医院之后的发展起着严重的制约。因此,建议医院每隔一段时间对基建档案进行更新,以保证信息的完整性和准确性。

2. 为医院建设和维修提供依据　当医院在拿到新房准备进行装修的时候,装修人员都会依照房屋的架构进行施工,以免造成装修事故或者破坏原有的房屋结构的安全性。同样,当医院要对原有的项目进行维修或者改建的时候,施工人员就要根据基建档案进行施工。基建档案中包含了医院各个部位的结构和设备信息,这对医院的维修和改建至关重要。当医院想要重新改建或者升级消防报警系统,那么要想做到施工的安全性及后期使用的便捷性,我们就必须依照基建档案进行规划改建。这样不仅可以用很少的资金升级报警消防系统,还可以保障医院建设工程的有序进行。因此,建议医院在进行建设和维修工作时,务必参考基建档案,以确保工程的质量和安全性。

三、完善医院基建档案管理

1. 加强对医院基建档案管理的重视　在新时期要想做好医院基建档案管理工作,首要工作便是对其加以重视,特别是领导与管理者要对基建档案管理的现实意义有所认识,将其纳入总体规划之中,树立正确的管理意识,实现基建档案管理与其他职能管理的相互整合。此外,还需要投入大量的人力、物力与财力,这样才能为基建档案工作添砖加瓦。在当前时代的发展下,信息技术得到有效应用,由此便可以应用互联网,充分宣传医院基建档案的重要性。例如,可以通过网站、微信公众号等方式增加医院基建档案知识的普及度。

2. 实现医院基建档案的规范化发展　积极完善医院基建档案的规范化与制度化至关重要,对此需要根据当前的整体发展特点,有针对性地构建医院基建档案管理制度,并且形成小组,采取投票选举的方式选择候选人,做好分组搭配,只有如此,才能便于日后开展档案管理工作。其中所涉及的内容要包括基建档案的收集、整理、立卷等,这样才能从根本上避免因为基建档案分类不清而引发的各类问题。为了更好地规范医院基建档案管理,可以制定相关的标准,例如,制定基建档案收集与整理的操作规范,明确档案管理的流程等。

3. 做好硬件设备管理　在21世纪信息化是最主要的发展趋势,医院基建档案管理想要跟上时代步伐,则需积极做好硬件设备管理,并提高档案管理的准确性与完善性。

要完成这一目标,需要投入一定的资金购买计算机、打印机、扫描仪等,还要成立专门的基建档案室,加强档案管理人员的培训,提高其基建档案管理效率。在硬件设备管理方面,可以按照医院基建档案的实际需求,选购适合的设备,例如,可以采用高速扫描仪等设备,提高档案管理的效率。

4. 明确基建工程档案归档的范畴　要全面分析基建档案资料,所涉及的内容包括工程立项、建设用地审批、招投标、造价控制等,同时还要明确分析其他文件,如土建工程、设备工程等,对竣工图资料等加以收集与归档,要保证每一项资料与文件的真实性,否则就会失去基建工程档案管理的现实意义。可以结合医院基建档案的实际情况,制定相应的档案归档标准,明确基建工程档案的收集、整理、保管、利用等方面的内容。

5. 实现服务方式的创新　之所以加强医院基建档案管理的创新,最主要的是要适应当前社会的发展。在当前的发展背景下,医院基建档案创新并不能仅仅局限在自身资源管理之上,更为重要的则是要从服务方式上加以改变,这样才能保证档案信息资源被充分挖掘。同时,在档案分类上,要按照类别的不同与实际需求的差异化,并应用互联网技术,提高其连通性与即时性,搭建完善的基建档案信息咨询平台。对于具有信息价值的基建档案资料则需要进行深度挖掘,或者通过编研方式挖掘档案的决策价值。例如,可以通过建立基建档案数据库、开展基建档案信息资源共享等方式创新基建档案管理服务模式。

四、提高基建档案管理人员素质

档案管理人员的综合素质直接影响着管理工作的质量。因此,医院需要采取一系列措施来加强对档案管理人员的培训,提升其综合素质。在当今信息时代快速发展背景下,档案管理人员需要掌握各种高科技电子技术,以及掌握科学有效的信息技术,以迎合社会的发展需求,更好地提升基建档案管理的工作效率。这包括档案的远距离传送、电子化条目的输入以及对医院基建档案的整理、归档、保管、查找、利用等。这些措施可以促进医院基建档案的资源共享,提高管理效率和质量。此外,医院还应该定期对档案管理人员进行线下讲座或者线上网课的形式进行培训,以便提升其知识储备。

想要提高基建档案管理的效率及质量,就必须从全体工作人员的意识入手。首先,不管是医院的领导还是基层员工,都应该接受相关的知识培训,进一步加强整体的管理意识。医院领导层需要加以关注与重视,充分认识医院基建档案管理的重要性,从而更好地带动基层员工做好该项工作。基建档案工程不但需要做好档案的管理,还要做好档案的维护,确保这些重要资料得到有效的保存及应用。

其次,对于医院基建档案管理,医院应制定一套完善的管理方式,可以将基建档案管理纳入医院行政管理制度中,形成文字制度,从而更好地约束每一位工作人员。同时,需要明确好责任及工作细则,与领导、员工的年度考核相结合,突显医院领导对医院基建档案管理的重视。这些措施可以保证医院基建档案管理的规范化和标准化,为系统的管理打下坚实的基础。

最后,医院领导要把对基建档案的关注和重视迁移到医院内部的每一位员工身上。医院可以通过展板、影音资料等方式进行推广宣传教育,加强员工对基建档案相关知识的理解和关注,也可以通过宣传医院内部基建档案的背景、历史等形式,引起医院员工对基建档案管理工作的重视与支持,保证后续系列工作措施的执行。这些措施可以进一步提高医院基建档案管理的效率及质量,为医院的发展打下坚实的基础。

第十二章　风险管理

基建项目,是指包含规划、勘察、设计、采购、施工、调试、竣工验收及移交等环节在内的有技术规定和起止日期的依法立项的新建、改扩建的项目(土木工程、建筑工程及安装工程)等工程。基建项目风险是指项目在决策、实施和运营的过程中,由不确定性的因素造成的效果与目标之间的偏差,具体是指损失和收益的不确定性。

一、基建项目风险特征

基建项目风险具有以下特征。

1. **多样性**　基建项目的风险来源多种多样,涉及政治、自然、经济等方面。这些风险并不会单独存在,而是共同作用于一个项目,风险之间相互联系,相互影响,共同决定了一个项目风险的大小及方向。因此,涉及的利益方也很多。

2. **相对性**　特定的风险所造成的后果并不都是一样的,不同项目结果不一样。每一个工程项目对于风险的承受能力都不一样,取决于盈利能力、项目投资额度以及人才资源等情况。因此,每个项目都需要针对其特定情况来制定相应的风险应对措施。

3. **长期性**　项目从立项到结束有自己一个独特的生命周期,风险的长期性是指在全生命周期的范围内都要面对来自各个阶段的风险,比如在设计阶段中可能会出现设计依据不合理、设计与施工脱节等风险;在施工阶段可能出现施工组织混乱、火灾等各种风险;在运营阶段可能会出现运营能力不足,人员素质不完善等相关风险。因此,项目管理团队需要在整个项目生命周期内持续关注风险,并制定相应的应对措施。另外,团队还需要在项目生命周期的不同阶段,积极评估和更新风险应对措施,以确保措施的有效性。

4. **整体性**　风险因素并不是单独作用于某一特定阶段上的,每个风险都有可能会对工程项目整体目标的实现造成影响,在某一阶段产生的风险可能会直接影响到其他阶段。比如由于恶劣的天气导致工程无法施工,就会有可能增加项目施工时间,因为要弥补工期,所以会造成人力资源、财力资源等的极大浪费,任何一个风险事件并不是对工程某一方面造成影响,而是随着项目的开展延伸到整个项目。因此,项目管理团队需要在制定风险应对措施时,考虑整个项目生命周期的各个方面,并确保应对措施的整体性。

5. **规律性**　工程项目风险虽然具有随机性,但风险的发生通常情况下遵循着特定的规律,我们能够从以往风险发生的经验中探寻风险发生的规律与机制,并在以后的工程中对其加以预测。因此,项目管理团队需要对历史风险事件进行分析,制定相应的风险应对策略,以便更好地应对未来可能出现的风险。此外,团队还要不断学习和更新知识,以提高对风险的认知和应对能力。

基建项目的复杂性不容小觑,需要有专业的团队来协助处理风险。在规划阶段,需要对项目的相关法律、法规、政策、技术标准等进行全方位的了解,以制定合理的规划方案。在勘察和设计阶段,需要对地质、水文、气象等方面进行仔细研究,以确定合理的工程技术措施。在施工和调试阶段,需要有专业的施工队伍和技术人员进行指导和管理,确保工程的质量和安全。在竣工验收和移交阶段,需要严格按照相关规定进行验收,确保工程符合相关标准和质量要求。只有全面考虑以上因素,并制定相应的应对措施,才能使项目风险最小化,达到预期目标。

二、基建项目风险管理过程及方法

基建项目的风险管理过程及方法是在项目中可能遇到的各种风险进行识别、评价和控制,以减少负面影响并在最低成本下获得最大安全保障的决策和行动过程。在风险管理中,以下步骤是必要的。①风险识别:确定可能影响项目目标的各种风险,并将其分类。②风险评价:对风险进行定量或定性的分析,以确定其概率和影响程度。③风险控制:制定合理的风险应急预案和风险管理办法,以降低或消除风险。

在风险管理过程中,需要使用多种技术手段,如模拟、模型、数据分析等,以更好地识别、评价和控制风险。此外,要及时更新和优化风险管理过程和方法,以适应不断变化的项目环境和风险情况。

基建项目的风险管理是一项复杂而重要的任务,但是通过合理的风险管理过程和方法,可以有效地降低风险带来的负面影响,提高项目的安全性和成功率。

三、风险识别的内容及方法

风险识别是非常重要的一个环节,是对项目所可能发生的风险进行深入的分析,以识别可能发生的风险。风险识别的内容很广泛,不仅包括风险发生的原因、可能性以及危害的大小,还涉及对项目的整体评估。对于项目管理人员来说,风险识别是进行后续风险管理的基础。在对风险进行评价和控制的时候,必须先对风险有一个清楚的认识。需要了解哪些风险发生的概率较高,哪些风险发生所造成的后果是项目所承受不了的。因此,风险识别活动需要贯穿整个项目的生命周期。在项目进行的过程中,有些风险发生的概率会逐渐降低,但同时又会不断涌现出新的风险,因此,工程项目管理人员在进行风险管理时需要用动态的眼光看问题。在识别风险的同时,需要及时找出影响项目开展的因素并评估风险产生的可能性及后果。为了更好地进行风险识别,可以结合历史经验和专业知识,利用各种工具和技术,如头脑风暴、专家访谈等,以便全面而系统地识别项目中的潜在风险。风险识别的方法主要包括以下几种方法。

1.头脑风暴法 是一种常用的风险识别方法。该方法的核心是鼓励产生创造性的想法,使参与者能够充分发挥自己的想象,提出与问题相关的想法,并相互启发,从而引发连锁反应。在头脑风暴的过程中,参与者可以提出很多不同的想法,从而增加了解决问题的可能性。同时,头脑风暴法也可以帮助参与者更好地理解问题的本质,从而提出更加创新的解决方案。

为了有效规避"群体思维",可以采用头脑风暴法。在一个轻松、有利于激发创造性思维的氛围中,参加会议的专家能够更好地思考,提出更多的想法。此外,通过头脑风暴,可以促进专家之间的交流和合作,提高团队的凝聚力和创造力。因此,头脑风暴法不仅可以帮助团队更好地规避风险,还可以提高团队的创新能力和竞争力。

2. 专家访谈法　专家访谈法是指通过对该领域内资深的项目管理人员、专家学者等人员进行访谈,以更全面地评估项目风险。其过程包括确定合适的访谈对象、向访谈对象提供有关资料、与受访谈人员交流并根据其经验和学识识别与项目相关的风险。此外,还可以通过与团队成员和其他利益相关者交流,以获取更多信息和意见,从而更好地了解和评估风险。

3. 德尔菲法　德尔菲法本质上是一种反馈匿名函询法。其大致流程是:首先,确定要研究的问题,并将其发送给多位专家。每位专家都会独立思考并给出参考意见,这些意见可以包括他们自己的观点、经验和建议。然后,将参考意见汇总整理,并以匿名的形式返回给各位专家。在此阶段,专家们可以查看其他专家给出的意见,并加以参考。在重新审视和调整了他们自己的意见后,他们会再次提交给主持人。此过程会反复进行数次,直到达成一个比较一致的结果。这个结果可以为进一步研究和决策提供重要的参考和指导,而且因为参与者的意见得到了充分的考虑和比较,所以结果也更具可信度。

4. 流程图法　流程图法是将项目实施的全过程按照一定的逻辑关系展开,分析其薄弱环节,造成风险产生的原因及可能性,分析风险发生对基建项目总体目标的实现可能造成的影响。

在这个过程中,需要考虑一些因素,例如,资源的分配、时间表的安排、预算的分配等。这些因素都可能影响项目的实现,因此,需要在流程图中详细说明。此外,还需要考虑到不同的利益相关者,包括政府、医院、承包商、供应商等,以确保项目能够得到顺利地推进。

在对基建项目进行流程图分析时,还需要考虑到项目的不同阶段,例如规划、设计、实施、验收等。每个阶段都有不同的风险和挑战,因此,需要在流程图中详细说明。此外,还需要对不同的风险进行分类,例如,技术风险、经济风险、政策风险等,以便更好地进行分析和管理。

最后,流程图法不仅可以帮助我们识别和管理项目风险,还可以提高项目的透明度和可视性。通过流程图,我们可以清晰地了解项目的实施过程,及时发现和解决问题,以确保项目能够按照计划顺利推进。

5. SWOT 分析法　SWOT 分析法,即态势分析法,就是分析研究的项目的优势、劣势、机会和威胁。通过这种方法可以对项目有一个全面的了解,不仅清楚该项目的优势和缺点,还知道项目实施的必要条件以及在大的社会环境中的地位和影响,如图 12-1 所示。

SWOT 分析法是一种广泛使用的方法,可以帮助企业发现潜在的机会和障碍,为企业制定合适的战略。这种方法可以帮助企业了解自身的优势和劣势,了解市场竞争的情况,制定合适的市场营销策略,同时也可以帮助企业预测市场的发展趋势,为企业长期发展提供有力的支持。除此之外,SWOT 分析法还可以帮助企业制定风险管理策略,有效地应对各种不利因素。

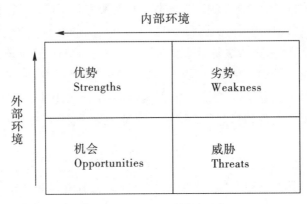

图 12-1　SWOT 分析法

四、风险评价的内容及方法

项目风险评价是对风险识别过程中所识别出来的风险进行定量分析,进而进行科学的评价。这一阶段的主要任务是通过建立风险评价模型,对风险发生的概率、后果进行评价,计算项目整体与分项的风险水平,比如确定某一风险可能会造成延期的天数、经济损失等具体影响。这是连接风险因素识别与具体风险管理决策的桥梁。常用的风险评估方法如下。

1. 层次分析法　层次分析法是将需要研究的问题按照一定的逻辑划分为固定的层次,通过各种方法计算出不同层级间权重的方法。其流程包括建立层次结构模型、构成判断矩阵、层次单排序及其一致性检验以及层次总排序及其一致性检验。此外,还可以通过引入相关变量来增加模型的准确性。

2. 蒙特卡罗模拟法　蒙特卡罗模拟法是基于数字模拟的方法,核心内容是确定某个事件发生的概率或发生概率的平均值,作为所需研究问题的解。其步骤主要包括描述概率过程、实现抽样分布以及建立估计量。这种方法能够帮助我们更好地理解风险的来源和影响,为进一步制定风险管理计划提供数据支持。此外,我们可以通过引入相关变量和考虑不同情况的概率来增加模型的准确性。

3. 故障树分析法　故障树分析(fault tree analysis,FTA)是通过系统分析某个事件,从顶层开始,一层一层地往下分析可能造成事件的原因,直到最深层次的原因,并且这些原因都用逻辑图清晰地表达出来,以加深人们对风险的理解。通过这种方法,我们可以把风险因素的关系用图形化的方式呈现出来,找出可能的风险源和受影响的因素。此外,我们可以通过引入相互依赖的因素来增加模型的准确性。

4. 模糊综合评价法 模糊综合评价法是一种基于模糊数学的综合评价方法。该综合评价法根据模糊数学的隶属度理论,把定性评价转化为定量评价。当专家对某些问题无法准确、轻易地做出定量评价的时候,可以大概的估计该问题处于模型中的哪个范围,通过构建权重向量、评价矩阵等分析问题。该方法的最大优点就是能够系统性的分析某些难以量化评价的问题。此外,我们可以通过引入更多的变量和考虑不同情况的隶属度来增加模型的准确性。

5. 专家调查打分法 专家调查打分法是指由相关领域专家根据自身经验和学识,对工程项目中可能发生的风险事件进行主观性的判断,并对概率数据进行分析。在进行风险评估时,我们可以采用专家打分法,充分利用专家的经验和知识,从而获得更准确的风险评估结果。同时,我们也可以将其他的风险评估方法和专家打分法相结合,以获得更全面、准确的分析结果。此外,我们可以增加专家的数量和引入更多的问题来增加模型的准确性。

五、风险应对的策略和步骤

风险应对的策略和步骤是指根据风险评价的结果制定科学合理的方法来有效规避或降低风险的损失,从而促进项目整体目标的实现。

(一)风险应对策略

风险应对的策略主要包括以下四种。

1. 风险回避 当某些风险能够极大地影响项目目标的实现,可以分为发生概率极高或者发生后造成的不良结果十分严重以至于项目无法承担,或者针对某一风险没有特定的办法,此时可采取风险回避的策略。风险回避虽然能够有效规避风险,但是也可能会错失机会。一种具体的风险回避方法是终止法,即放弃该项风险较大的工程项目。

2. 风险转移 风险转移是指通过各种合理的途径将风险转移到项目实施者以外的第三方,避免独自承担风险发生所带来的各种后果。在工程项目中,财务方面的风险是风险转移应用最广泛的,比如购买工程保险的方式将某些风险转移给保险公司。

3. 风险减轻 当采取措施控制风险所消耗的资源小于风险本身所造成的威胁时,通常情况下采取风险减轻的措施,具体是指采取各种办法来降低风险发生的概率,促进工程项目的顺利实施。例如,加强安全措施以减少工人的伤亡风险。

4. 风险自留 风险自留是指当风险发生概率较小且对于项目目标的实现影响较小时,可采用风险自留的处理方式。采取风险管理措施的代价可能高于风险本身带来的威胁。风险自留将风险保留在项目内部,不采取任何措施,其发生的后果在项目所承受的范围内。例如,在一项小型工程项目中,某一种风险的发生概率非常小,且其对项目的影响微乎其微,因此,可以采取风险自留的策略。

(二)风险应对的步骤

风险应对是管理任何项目的关键步骤之一。在项目执行期间,可能会出现各种各样的风险,这些风险可能会影响项目的进展和成功。因此,需要采取一系列的措施来降低或消除各种可能出现的风险。以下是风险应对的主要步骤。

1. 建立风险动态应对体系　在项目开始之前,需要根据风险识别与评估结果确定项目风险应对的目标。此外,还需要制定相关的流程、制度、体系以及各种工具,从而实现全生命周期内的风险控制。

2. 明确风险因素　需要对每一个风险因素发生概率和后果严重程度进行评估分析。以项目风险识别和评估结果为依据,在全部项目风险因素中找出需要重点控制的风险。

3. 明确风险应对义务　需要明确各个职能部门、各个员工的责任与义务。通过责任的有效划分来深度开展风险应对工作。只有将风险应对的工作划分到具体的部门和个人,才能保障风险应对计划的实施,最大限度地降低风险发生概率。

4. 确定风险应对时间　在明确发现发生阶段的基础上,需要针对每个风险发生的阶段和特点,合理安排风险管理的时间,用最小成本达到好的管理效果。

5. 制定风险应对方案　需要经过讨论和研究制定风险管理的应急预案,评估风险的有效性和合理性。如果有不合理的地方,您需要进行修正。

6. 落实风险应对方案　根据实际情况逐条落实各项风险管理措施,确保各项风险管理的方法能够落地,以实现好的效果。风险应对方案是风险应对的指导性文件,编制时应经过充分的论证和讨论,避免出现理论和实际脱离的问题。

7. 收集项目风险应对结果　在风险应对方案实施的过程中,需要注意实时监控方案的执行情况。对于结果和实际有偏差的,需要深度分析造成偏差的原因并制定纠偏措施,促进项目风险应对方案与方法的顺利实施。

六、医院基建项目风险评价指标体系

(一)决策阶段风险

医院基建项目的策划阶段,其主要工作内容就是确定项目的定位、基本需求等。在这一阶段存在的主要风险有以下几种。

1. 规模测算风险　医院规模测算是医院基建项目开展的基础,如果医院规模测算不科学,不仅会影响到医院基建项目正常地进行,对项目进度、投资和质量控制造成阻碍,还会影响到医院的正常运营,对病人及医护人员造成不便,降低医院的效益。为了避免这种风险,我们需要在规模测算的基础上进行充分的数据分析和市场调研,从而确保规模测算的科学性和准确性。

2. 社会稳定性风险　目前,医院大多位于城市的市区。医院基建项目的开展不仅会对病人就医产生不便,还会对周边建筑、街道造成影响,比如项目的开展造成拥堵,导致周围居民、病人产生不满情绪。为了避免这种风险,我们需要在策划阶段充分考虑到医院的地理位置、周边环境和社会影响等因素,采取相应的措施,减少对周围环境的影响,避免社会稳定性风险的产生。

3. **资金风险** 在建设资金未落实的情况下盲目启动项目,在后期容易造成停工等风险,损害各方利益,不仅会对医院声誉造成不好的影响,还会对影响医院的正常运营,对医院的其他活动带来消极影响。为了避免这种风险,我们需要在策划阶段制定详细的资金计划和风险管理计划,确保项目在资金方面的可控性和稳定性。

4. **政府审批风险** 由于医院的特殊性,其基建项目的开展需要考虑的因素较一般工程项目多,且行政主管单位也不同,这就造成了政府审批冗余的风险。为了避免这种风险,我们需要在策划阶段就充分考虑政府的审批流程和要求,积极与政府沟通,确保项目的合法性和可行性,避免政府审批风险的产生。

(二)设计阶段风险

在医院基建项目的设计阶段,设计单位是参与其中的主要主体,设计单位存在的风险主要包括以下几个方面。

1. **设计单位风险** 医院较一般建设工程项目具有较大的特殊性,不仅要考虑其功能布局、医疗工艺和流线设计等方面,还要考虑减少对医院正常运营的影响。因此,如果一家设计单位没有相关的设计经验,难以系统性地考虑医院基建项目设计,就会造成潜在的风险。为了避免这种情况的发生,设计单位应该积极地寻找、掌握相关的医院基建项目设计经验,并将其应用于实践中。此外,设计单位还应该注重团队建设,构建具有较强综合素质和专业素质的设计团队。

2. **设计人员的素质风险** 医院基建项目无论大小都是一项系统性的工程,如果设计人员水平差别较大,就会造成分项工程难以协调。因此,在设计阶段,设计人员应该注重提高自身的专业素质和综合素质,才能更好地完成医院基建项目的设计工作。此外,设计人员还应该加强与其他专业人员的沟通和协作,确保设计方案的科学合理。

3. **选择不合适的设计依据** 设计依据是医院基建项目设计的前提,如果设计人员对医院了解不够,就会造成设计上的风险,这是医院在进行项目设计时重要的考虑因素。为了避免这种情况的发生,设计人员应该对医院进行充分的了解,并选择适合的设计依据。此外,设计单位还应该注重对设计依据的更新和完善,确保设计依据与医院的实际情况相符。

4. **设计审查监督不严格** 设计审查监督是对设计是否科学合理等方面的把关,但是在实际操作过程中,由于各方面的原因,设计审查监督出现纰漏也会对设计质量造成不良的影响,造成后面工作难以开展。因此,设计审查监督应该加强,确保设计质量的科学合理性。此外,设计审查监督应该注重与设计单位和其他专业人员的沟通和协作,确保设计方案的科学合理性。

5. **不合理设计变更** 不合理的设计变更会对项目的进度控制、质量控制和投资控制等造成不良的影响,因此,在设计阶段应谨慎做好设计工作,尽量避免设计变更风险。如果需要进行设计变更,应该对变更进行充分的考虑和论证,确保变更的合理性和有效性。此外,设计变更应该注重与其他专业人员的沟通和协作,确保变更方案的科学合理性。

在设计阶段,还有一些其他的风险需要注意,如设计文件的保密性、设计文件的完整

性和准确性、设计文件的存储和备份等。设计单位和设计人员应该注重这些风险的防范和控制,确保医院基建项目的设计工作能够顺利进行。

(三)施工阶段风险。

施工阶段是医院基建项目的实施阶段,在很大程度上决定着工程质量的好坏。施工阶段可能会存在以下几方面的风险。

1.施工组织风险　合理的施工组织是项目顺利实施的重要保障。合理安排施工组织应综合考虑项目周围环境条件、各分项工作的施工顺序以及人员安排等。如果施工组织不合理,就会造成施工现场混乱,影响施工的顺利进行。为了避免这种情况,可以采用先进的施工管理技术和方法,如 BIM 技术。

2.安全风险　在医院基建项目施工过程中,由于操作不规范等原因,安全风险不仅存在于项目参与人员中,还存在于病人和医护人员中。因此,在施工过程中应采取措施降低施工风险,减少对医院运营的影响。例如,通过提高工人的安全意识,加强安全培训和监管等方式。

3.价格风险　医院基建项目面临着不同程度的价格风险。如果一个医院基建项目工程量大、持续时间长,那么就面临着价格风险,主要体现在建筑材料和劳动力等方面。为了避免价格风险,可以采取多种策略,如与供应商签订长期合同、进行材料预订等。

4.不可抗力风险　由于工程项目受气候、政策影响比较大,因此,不可抗力的风险也是需要着重考虑的。例如,可能会出现天气恶劣、政策变化、施工工期延长等情况,这些都可能影响项目的进展。针对这些不可抗力的风险,应制定应急预案,及时应对各种突发情况。

(四)运营阶段风险

除了前期的规划和建设,医院基建项目在运营阶段同样需要重视风险管理。这个阶段涉及医院的日常活动和复杂人员管理,若存在问题,将会对医院整体运营造成严重影响。以下是运营阶段的风险分类。

1.政策风险　政府的政策,特别是城市定位和发展规模方面的政策对医院的运营有巨大影响。例如,政策的更改可能会导致医疗设施的过剩或不足,从而使医院面临新的挑战。然而,即使政策不变化,政策的不明朗性也会对医院运营带来一定的风险,因为这意味着医院必须随时做好准备应对政策的变化。

2.市场风险　医院基建项目的建设是为了满足人民群众日益增加的对美好生活的需要,但是由于各种原因,医院就诊人数可能会发生变化,从而导致原本的基建项目闲置,造成医院资源浪费等风险。因此,医院应该密切关注市场需求的变化,及时调整医院的资源配置,以避免资源浪费和效益下降等风险。

3.管理风险　医院的运营是一个复杂的系统工程,涉及医院医疗、教学等活动的正常开展。因此,管理风险也是医院运营阶段需要考虑的风险。管理水平的高低不仅直接影响到医院的效益,而且对新技术、新方法的应用也存在着潜在的风险。为了减少管理风险,医院应该制定科学的管理制度和流程,并保证管理人员的专业素质和业务水平。

4.财务风险 由于我国医药卫生体制改革的不断推进,医疗收费标准也在不断调整,这就会影响到医院的收入,进而对医院的运营造成影响。此外,医院的支出也可能因为各种原因而发生变化,如设备维修费用的增加或新设备的购买等。为了规避财务风险,医院应该建立科学的财务管理制度,严格控制支出,并根据实际情况及时调整收费标准。

第十三章　移交使用管理

现状移交是指项目在通过实物核验、系统调试和整改、完善移交条件的过程中，客观锁定未能完成项目或存在问题的现状，确保资产完好、系统运行持续稳定的情况下，由医院组织各施工方向医院使用科室进行涉及所属工程的技术交底、操作培训、文件交接等内容的移交工作。这项工作的主要目的是确保项目的顺利移交，以便未来的运营和管理。

这个过程主要分为两个层面的内容。首先，通过核验或调试，锁定设计和施工中存在问题，有针对性地实施有效整改。同时，通过移交确认，锁定未完成项目或存在缺陷问题现状，分清移交时的责任归属。这样可以确保项目的质量和稳定性。

在实物移交方面，包括房间钥匙、设施设备等方面的移交。这些物品移交后，由医院其他科室负责建筑物、设备及附属设施等全部财产的管理工作。在系统移交方面，包括技术交底、操作授权、技术培训等方面的移交。这些工作完成后，医院负责全面操作，施工方跟踪培训，并配合排除故障。如果有未按合同规定完成的项目或整改内容，需要经过共同确认现状，并在规定期限内完成。

总体来说，现状移交是一个非常重要的过程，它确保了项目在移交后的顺利运行和管理。通过这个过程，我们可以保证项目的质量和稳定性，并确保项目的顺利移交。

一、移交组织与实施

（一）建立交接工作管理组织

为了确保项目移交工作的高效、有序进行，我们建议成立一个移交指挥领导小组。该小组由三方代表组成，分别为监交方（医院各分管领导）、移交方（基建科和施工单位）和接收方（医院使用科室）。监交负责人将担任组长，移交和接收负责人将担任副组长。指挥领导小组的主要职责是负责对项目移交工作的统一部署和组织协调，以确保移交的顺利进行。在指挥领导小组下，我们建议设立协调组、移交执行组和接收执行组，以便更好地实施具体的交接工作。例如，协调组将负责处理各方面的协调事宜，移交执行组将负责具体的移交工作，而接收执行组将负责确保接收过程的顺利进行。

通过建立这样一个交接工作管理组织，我们相信可以更好地实现项目移交工作的顺利进行，同时也能够更好地保证医院的正常运营。

（二）移交方案及分工

在移交指挥领导小组的领导下，起草一份详尽的《交接方案》，将这份方案提交给医院领导班子审议,达成共识后将其装订成册,作为移交工作的基础。这份方案的内容包括组织架构、管理办法、保障措施、应急预案等方面的细节,以确保我们的移交工作能够顺利进行。

为了使专业工程的交接更加顺畅,各个工作组要制定各自的细化方案及要求,并报指挥领导小组审定后实施。在实施过程中,要做好时间、人员、纪律、安全等方面的保障工作,以确保移交工作的顺利进行。

1. 实物核验　实物核验是为了确认建筑物的用途、大小、科室和设备,并检查质量和数量。建筑物内的设施很多,特别是门急诊室、手术室和病房区域,需要重点关注,积极发现问题。必须全面了解布局流程、系统功能、终端使用要求和注意事项。如果发现质量和数量问题,必须及时反馈,整改完成后进行第二轮核验。

2. 系统调试　系统调试是为了测试功能系统项目,其中有多个大系统和许多子系统和设备。在移交前,必须进行单机、单项、系统联调等三个环节,采用多种测试方法进行调试,侧重于测试系统的性能和安全使用。如果发现问题,必须及时反馈给施工单位,限时整改后再进行第二轮调试。水、电、气等三个生命支持系统必须反复调试稳定后,才能进行全院性多系统同步联动调试(即模拟演练)。

二、调试流程

调试流程是医院项目交付使用至关重要的一步。虽然不同项目的调试流程可能有所不同,但在整个项目过程中,调试的各个阶段都需要关注不同的方面。以下是调试流程的主要内容。

1. 系统和工作流程的设计意图　在规划阶段,需要确定系统和工作流程的设计意图,以确保后续的调试工作能够顺利进行。这一步需要详细了解项目的需求和目标,以便在调试过程中充分考虑到这些因素。

2. 待安装系统和待运用的工作流程　在施工前,需要对待安装系统和待运用的工作流程进行详细了解。这一步需要考虑到系统和工作流程的各个组成部分,以便在调试过程中能够充分考虑这些因素。

3. 调试流程参与方的文件要求　在调试过程中,需要明确调试流程参与方的文件要求,包括设备和系统提供方的通用语言等。这一步需要认真查看和分析相关文件,以确保在调试过程中能够充分考虑到这些因素。

4. 建筑维护结构　在调试过程中,需要考虑到建筑维护结构的各个方面,包括建筑材料、建筑结构、建筑设备等。这一步需要详细了解建筑的情况,以便在调试过程中能够充分考虑到这些因素。

5. 寿命安全性　在调试过程中,需要考虑到系统和设备的寿命安全性。这一步需要详细了解设备的使用寿命和安全要求,以便在调试过程中能够充分考虑到这些因素。

6. 暖通空调系统　在调试过程中,需要考虑到暖通空调系统的各个方面,包括空调设备、风管、水管等。这一步需要详细了解暖通空调系统的情况,以便在调试过程中能够充分考虑到这些因素。

7. 控制装置 在调试过程中,需要考虑到控制装置的各个方面,包括控制器、传感器、执行器等。这一步需要详细了解控制装置的情况,以便在调试过程中能够充分考虑到这些因素。

8. 管道系统 在调试过程中,需要考虑到管道系统的各个方面,包括水管、气管、排水管等。这一步需要详细了解管道系统的情况,以便在调试过程中能够充分考虑到这些因素。

9. 医用气体和其他特种气体系统 在调试过程中,需要考虑到医用气体和其他特种气体系统的各个方面,包括氧气管、氧气发生器、氧气压缩机等。这一步需要详细了解医用气体和其他特种气体系统的情况,以便在调试过程中能够充分考虑到这些因素。

10. 电气系统 在调试过程中,需要考虑到电气系统的各个方面,包括电缆、开关、插座等。这一步需要详细了解电气系统的情况,以便在调试过程中能够充分考虑到这些因素。

11. 火灾警报系统 在调试过程中,需要考虑到火灾警报系统的各个方面,包括火灾探测器、报警器、疏散门等。这一步需要详细了解火灾警报系统的情况,以便在调试过程中能够充分考虑到这些因素。

12. 信息技术 在调试过程中,需要考虑到信息技术的各个方面,包括计算机网络、服务器、软件等。这一步需要详细了解信息技术的情况,以便在调试过程中能够充分考虑到这些因素。

13. 消防系统 在调试过程中,需要考虑到消防系统的各个方面,包括消防栓、灭火器、喷淋系统等。这一步需要详细了解消防系统的情况,以便在调试过程中能够充分考虑到这些因素。

14. 内部和外部照明 在调试过程中,需要考虑到内部和外部照明的各个方面,包括灯具、光源、照明控制系统等。这一步需要详细了解照明系统的情况,以便在调试过程中能够充分考虑到这些因素。

15. 垂直运输 在调试过程中,需要考虑到垂直运输的各个方面,包括电梯、扶梯、自动扶梯等。这一步需要详细了解垂直运输系统的情况,以便在调试过程中能够充分考虑到这些因素。

在医院项目中,调试流程非常重要,因为它可以确保项目交付后能够正常运行。虽然每个项目的调试流程可能有所不同,但是在整个项目过程中,调试的各个阶段都需要关注不同的方面。因此,在调试流程的每个阶段,都需要详细了解项目的需求和目标,并充分考虑到系统和设备的各个方面,以确保调试工作能够顺利进行。

三、移交确认和入住后评价

在进行实物核验和系统调试后,确认现状问题并有计划地实施整改。如果经领导小组组织研判后,项目资产完好且系统运行稳定,则可办理移交确认。如未完成项目和问题仍存在,但这些问题不会影响移交搬迁使用,则可以在移交清单上签字说明或采用函件和会议纪要的形式,锁定现状,以待后续处理。此外,在移交清单、物品清单和钥匙表上应由科室代表签字确认。楼宇或科室接收后,相关保卫科室接管该区域的安保工作,所有区域接收后,安保工作会进行全面换防。

在问题得到解决且系统稳定后,医院可以开始设施入住后的评价阶段。这个阶段需要检查设计是否达到预期效果,并且设施的大多数指标至少需要测算一年,以实现最有效、最高效的运行表现。此外,可以采取其他措施,如对系统进行升级或添加新功能,以满足医院的需求。为了确保设施的稳定运行,医院应该制定相应的保养和维护计划,并根据计划定期进行保养和维护。同时,医院还应该建立反馈机制,以便用户可以随时向医院反馈设施存在的问题和建议。

第十四章　在医院建设项目中应用的技术

一、建筑信息模型技术在医院建设项目中的应用

建筑信息模型(BIM)的概念最早起源于美国,自从研究到应用已经有30多年的历史。BIM是一种全新的理念和技术,它在经济性和有效性两方面表现出了突出的优势,并且已经得到了广泛的关注。BIM作为一种突破性技术,可以在建设项目的全寿命周期内应用于项目规划、协同设计、施工模拟、成本控制、进度控制等方面。它还可以完整地留存建筑物设备、材料和管线信息,从而增强后期设施运行管理和维护的针对性,提高建设项目的全寿命期精细化管理水平。BIM技术还可以在建筑物的可持续性设计和绿色建筑方面发挥作用。利用BIM技术,可以对建筑物的能耗进行模拟和优化,从而降低能源消耗和碳排放。此外,BIM技术还可以帮助建筑师和设计师更好地利用可再生能源,如太阳能、风能等,从而提高建筑物的自给自足能力,降低对传统能源的依赖。此外,BIM技术还可以在建筑物的室内环境设计和管理方面发挥作用,从而提高室内空气质量、照明效果、声学效果等,创造更加健康、舒适的室内环境。BIM技术的应用将会更好地满足建筑项目的需求,为我们的城市和社区创造更加安全、健康、环保和美好的生活环境。同时,BIM技术的应用也有一些风险和挑战,如技术标准不统一、数据安全性等问题,需要我们不断探索和完善,使其更好地服务于我们的生活和社会发展。BIM技术的应用还可以促进建筑行业的创新和发展,提高建筑行业的竞争力和核心竞争力。通过BIM技术,可以实现全过程、全要素的信息化管理,从而提高建筑企业的管理水平和绩效。此外,BIM技术还可以促进建筑行业的数字化转型和智能化发展,为建筑行业的创新和发展注入新的活力和动力。

(一)建筑信息模型技术在医院建设项目中的应用价值

医院建设项目是一项特殊的公共建筑项目,因其功能复杂且社会影响性大,而且不确定因素很多,参与者也较多,因此,项目管理是一个极其复杂的过程。目前的项目管理方法虽然取得了一定的进展,解决了不少管理中的难题,但是管理的信息化水平较低,始终阻碍着管理水平的提高。随着BIM技术应用的日趋成熟,其在项目管理中所发挥的作用越来越大,也真正体现出其应有的价值。

1.BIM技术有助于提高医院建设项目的质量　通过BIM技术,项目参与者可以更加清晰地了解项目需求,从而减少误解和沟通成本。在设计阶段,BIM技术可以对项目进行可视化设计,使得设计方案更加直观且易于理解,从而提高设计质量。在施工阶段,

BIM 技术可以帮助项目参与者更好地理解设计方案,从而避免因设计方案不明确而引起的误差和问题。

2. BIM 技术还可以提高医院建设项目的效率　传统的项目管理流程需要人工收集、整理和存储大量数据,这不仅费时费力,而且容易出现错误。而 BIM 技术可以自动化地处理这些数据,并且可以将不同数据进行整合,从而减少了项目管理中的重复工作和出错率,提高了工作效率。在施工阶段,BIM 技术可以帮助项目参与者更好地协同工作,避免因沟通不畅而引起的延误和错误。

3. BIM 技术在医院建设项目中具有很大的应用价值　它可以提高项目的质量和效率,帮助项目参与者更好地协同工作,从而实现项目管理的信息化和智能化。因此,在未来的医院建设项目中,可以更加广泛地应用 BIM 技术,以提高项目管理的水平和质量。例如,可以使用 BIM 技术进行项目预算和进度管理,以确保项目按时、按质完成;可以使用 BIM 技术进行施工过程中的质量控制,以确保施工质量符合标准;可以使用 BIM 技术进行设备管理和维护,以确保设备的正常运行和维护。BIM 技术是一种非常有用的工具,可以帮助医院建设项目的参与者更好地管理和协作,提高项目的质量和效率,以及实现项目管理的信息化和智能化。

4. BIM 技术的运用使得以全生命周期为目标的医院项目管理发生了全面的转变　这种转变体现在许多方面,如信息传递、意见统一、项目管理等。下面将逐一介绍。

在传统的管理模式中,建设项目全生命周期一般分为三个阶段:决策阶段、实施阶段、运营阶段。这三个阶段相对独立,导致建设和运营的脱节。每个阶段服务有时是单独委托,对不同阶段之间的界面、衔接很难进行有效的管理和控制,使得信息碎片化,在运营阶段一些有价值的信息不能被直接、准确地使用。而 BIM 技术的运用使得这种传统的管理模式发生了很大的变化。首先,基于 BIM 技术使信息具备了从一个阶段到下一个阶段传递的延续性,减少了各方在信息理解上的模糊和不一致。其次,BIM 模型的科学性、权威性、特有的数据支撑使其成为各方所认可的证据,自然形成了以项目利益为重的解决问题的思维模式,更有利于各方意见的统一。此外,由于 BIM 信息量大而精确,又具有可视化等特点,参建各方可以直观地了解项目信息,有利于围绕项目目标来开展各项管理工作。最后,基于 BIM 的特点,根据不同阶段的要求,同样的"信息"传递到不同阶段都是一样的信息,使用者可根据需求,利用信息来完成相关工作。因此,BIM 技术不仅实现了项目全生命周期各阶段的无缝对接,而且为各方提供了更多的可操作性,使得项目管理更加全面、系统化,也更具有实际意义。

5. BIM 技术强化了协同管理　在项目管理中,涉及多方参与、多项工作交叉、多种资源需求等复杂情况。BIM 技术的运用为各参与方提供了一个统一协同平台,有效提高了工作效率和工作质量。通过 BIM 技术的应用,各参与方之间可以更好地交流和合作,从而更好地理解项目需求和整体情况。BIM 技术的运用使得项目管理更加高效,同时也提高了各参与方之间的协调和一致性,避免了可能出现的矛盾和冲突。BIM 技术的应用还可以促进各参与方的专业发展,使他们更加熟悉和了解各种现代技术和工具。

尤其是在医院项目中,由于其特殊性质,各参与方之间需要更加协调一致,才能使项目管理更加有效。通过搭建一个统一平台,各参与方可以在平台上协同工作。这种协同平台能使模型资源和数据共享,各方可以根据自身需要进行信息互换,使各自需要配合的工作同步。而且,通过平台能够有效地提高工作效率,有助于各自工作目标的完成。同时,由于平台是项目信息的主要来源,使得参与各方自觉或不自觉地参与到平台的管理中,从而促进了各方之间的协调和一致性。BIM 技术的运用还能够解决在复杂的管理过程中出现的各种矛盾和冲突。通过统一协同平台,各方可以更加清晰地了解项目的整体情况,更好地协调各自的工作步骤和方向,从而使各方之间的协作更加顺畅、高效。BIM 技术的运用为项目管理提供了一种新的方式,强化了各方之间的协作和协调,使得项目管理更加有效、高效、顺畅。最终,这种方式还可以促进项目管理的发展,推动整个行业向更加科学、规范、现代化的方向发展。

6. BIM 技术对后期运维管理的便利性 BIM 技术不仅在项目建设的全过程中提高了效率,还为项目的运营和维护提供了更加详细的信息资源。这些信息资源可以帮助医院协助固定资产管理,从而提高运营管理的信息化水平。此外,BIM 技术还可以实现运维管理工作的自动化和智能化,让管理效率和准确性达到更高的水平。自动化和智能化的运维管理工作可以让建设单位更加轻松地管理固定资产,同时提高运营管理的整体水平。BIM 技术的运用还可以带来其他好处,例如:①改善建筑物的能源效率和环境友好型;②提高施工质量和安全性;③帮助管理团队更好地掌握进度和预算。

7. BIM 技术对项目自身价值的提升

(1)利用 BIM 技术的三维渲染以扩大项目影响力:利用 BIM 技术的三维渲染,可以将医院建设项目的形象更加直观地呈现给公众,从而更好地吸引社会关注。除了项目的外观形象,BIM 技术还可以模拟出医院的内部结构和功能,让人们更好地了解和认识医院的建设。通过这样的方式,医院建设项目可以更好地扩大自己的影响力,提高项目的知名度和形象。

(2)利用 BIM 技术来体现项目的社会价值:随着政府对医疗产业的重视,医院建设项目的社会价值越来越受到关注。而 BIM 技术的应用,不仅可以提高项目的建设效率,还可以提升建筑的品质和环保水平。BIM 技术可以对医院建设进行全面的规划和设计,从而满足人们对医疗服务的需求。此外,BIM 技术还可以通过智能化的监控和管理,保障医院的运营和维护,进一步提升项目的社会价值。

(3)利用 BIM 技术使项目建设过程更加透明:BIM 技术的应用,可以让项目建设过程更加透明化。利用 BIM 技术进行工程建设项目的规范化管理,可以更好地控制项目的投资、质量、安全等方面,从而提高项目的管理水平。同时,BIM 技术还可以通过数据化和可视化的方式,让项目的进展情况和问题更加清晰地呈现出来,保障项目的公正性和透明度。此外,BIM 技术还可以有效地防止工程建设领域腐败问题的发生,进一步提高整个项目的信誉和公信力。

在项目建设领域,BIM 技术不仅仅是一个工具,更是一种改变。它不仅可以提高项目的效率和质量,还可以增加项目的价值和影响力。利用 BIM 技术,我们可以更好地满足人们对建筑环境的需求和期望,进一步推进社会进步和发展。相信在未来的发展中,BIM 技术将会发挥越来越重要的作用,为我们带来更多的惊喜和启示。

(二)医院建设项目中的建筑信息模型应用模式

在我国对 BIM 技术进行推广的初期,由于 BIM 的价值尚未得到充分的挖掘和认识,BIM 应用的范围、场景和深度有限。基本上都采用单阶段应用的形式。参与单位从自身使用价值的角度考虑 BIM 应用。因此,我们需要在医院建设项目中尝试更多的 BIM 应用模式,以充分发挥 BIM 的优势。常用的模式包括以下几种。

1. 设计 BIM 模式　BIM 的价值不仅在于设计单位借以实现多专业协同,还可以通过三维设计系统(或者三维图审系统)对复杂功能系统进行适应。我们可以通过对这些系统的优化,来提升设计效率和设计质量,进而为医院的建设和发展提供保障。

2. 施工 BIM 模式　BIM 的价值在于施工单位借以进行施工现场管理并提升管理效益,例如,在分包管理中减少摩擦,在技术交底中实现精准、可视化,在施工中节约材料及减少返工,精准计量工程量,用于指导智慧建造等。通过对施工过程的协同优化,我们可以提升施工效率,减少施工风险,为医院的建设和发展提供有力的支持。

3. 运维 BIM 模式　BIM 的价值在于医院在运营阶段利用其可视化功能,与其他信息化系统进行集成以提高运维的效率和质量,如资产管理、巡更及设备检修等。通过对运维过程的协同优化,我们可以提升运维效率,减少运维风险,为医院的运营和发展提供有力的支持。

4. 全过程 BIM 应用模式　医院建设项目中的全过程 BIM 应用是一种全新的 BIM 技术应用模式。它与常用模式不同,需要在整个项目周期内使用 BIM 技术。当前一般由建设单位委托专业的独立第三方 BIM 咨询公司进行模型建立、统筹与管理。作为第三方的 BIM 咨询公司与设计、施工单位相比能更好地代表建设单位在项目中的权益。此外,BIM 咨询单位在项目前期介入,有利于项目 BIM 需求的策划与落地,并且在方案阶段及时利用 BIM 提供技术支撑。全过程 BIM 应用模式可以充分发挥 BIM 的优势,为医院的建设和发展提供有力的支持。

(三)BIM 在医院建设应用中的问题

尽管 BIM 在医院建设项目中得到了广泛的应用,但还存在以下问题。

1. BIM 应用缺乏标准化　不同的参与单位使用的 BIM 软件和模型格式不同,导致数据无法互通,影响 BIM 的应用效果。

2. BIM 应用深度不够　在医院建设项目中,很多参与单位仅仅使用了 BIM 的部分功能,没有充分发挥 BIM 的潜力。为了充分发挥 BIM 的优势,医院可以组织相关人员进行培训,提高他们对 BIM 技术的理解和应用水平。

3. BIM 应用的成本较高　BIM 技术的应用需要投入大量的人力、物力和财力,这对于一些中小型医院来说是一笔较大的负担。

二、实物模型在医院建设项目中的应用

实物模型,可以帮助设计师和医院管理人员更好地了解建筑物的结构和功能,并更好地规划和管理医院的运营和维护。实物模型可以通过模拟医院内部的配置、设备和流程,让人们更加直观地了解医院的运营模式和管理方式。此外,实物模型还可以帮助医院管理人员更好地规划和调整医院的运营流程,提高医院的管理水平和运营效率。

实物模型在医院建设项目中的应用还可以帮助设计师更好地了解医院的空间布局和功能需求,从而更好地规划医院的建筑设计和装修方案。实物模型可以通过模拟医院内部的空间布局、设备配置和人员流动等,让设计师更加直观地了解医院的设计需求和要求。此外,实物模型还可以帮助设计师更好地规划医院的装修方案,提高医院的整体形象和品质。

实物模型是依靠物质的基本形态所做的模仿。它可以被用于多种用途,例如,创造性修改实物对象、展示新的概念和设计、提供实验室的研究样本,以及用于展览和教育等。实物模型可以采用许多不同的形式,例如,在地板或墙壁上粘贴胶布,表示空间轮廓,或者通过3D打印技术创造出更加逼真的模型。此外,我们还可以制作展示用的木制品、家具、设备、管道、灯具、电力插座、医用气体出口、通信端口、病人搬运设备等模型,以满足不同领域的需求。在医院建设过程中,实物模型可以被广泛地使用。医院可以使用简单的图样,并使用装配材料制成的工作模型,最后生成全尺寸独立模型,包括各种装饰方案。这可以为清洁与美观的相关决策提供依据,并使得医院更加高效和准确地规划和执行医疗工作。

实物模型是医院设计中不可或缺的工具,可以为医院设计带来许多优势。以下是一些实物模型的优势。

1. 营造空间感 通过实际的物理模型,设计师可以更好地理解空间布局和尺寸,以及人们如何在其中移动。这有助于设计出更符合人体工程学的空间,提高医院的功能性和效率。此外,实物模型还可以为病人和医护人员提供更真实的视觉体验,以便更好地评估和改进设计。

2. 试用 通过实物模型,医院设计师可以更好地了解和评估设计的细节,如设备位置和可访问性。这有助于他们在设计阶段发现和解决问题,从而减少实际施工中的错误和改动。此外,通过试用实物模型,医院管理人员和医护人员可以更好地了解新的医疗设备和工具,从而更好地适应和使用它们。

3. 促进反馈 设计师可以使用模型与医院管理人员和其他相关方面共同评估设计,以确保设计符合他们的需求和期望。这有助于提高设计的质量和实用性,并减少后续修改。此外,通过与病人和医护人员一起评估实物模型,设计师可以更好地了解他们的需求和期望,从而改进医院的设计。

4. 确保设计安全、可用 在模型中测试和评估医院的不同部分和设施,可以发现潜在的安全问题或不可用问题(例如,开关和插座安放的高度、洗手池安放的位置),从而使

设计师在实际施工前解决这些问题。

5.流程模拟 通过实物模型,医院管理人员可以模拟流程,如医疗和非医疗人员的行动和协作,从而识别潜在的问题和瓶颈。这有助于提高医院的效率和流程,并确保医护人员可以在最短的时间内为病人提供最佳的护理。

因此,实物模型是医院设计中不可或缺的工具,可以带来许多优势和改进。通过营造空间感、试用、促进反馈、确保安全和流程模拟,实物模型可以帮助设计师和医院管理人员更好地了解和改进医院的设计和流程,从而提高医院的功能性和效率。

三、虚拟展示在医院建设项目中的应用

"服务"是医院建设的核心。因此,在医院建设中,提供高质量的服务和信息非常重要。虚拟展示技术是一种新的技术手段,可以在最短的时间内提供全面的服务信息,节省医院建设成本、人力和物力。虚拟展示技术具有三个主要特征:①沉浸感;②交互性;③想象力。在医院建筑建设中,虚拟展示技术的应用日益增多,它的优缺点如下。

(一)优点

1.节省时间和成本 虚拟展示技术可以在建造过程中更好地预测和规划,减少错误和不必要的变更,从而节省时间和金钱。此外,虚拟展示技术可以使医院管理人员更好地了解医院建设的进展和情况,从而更好地管理和监督建设进程。同时,虚拟展示技术还可以为建筑师提供更多的设计方案,从而更好地满足病人需求和意见。

2.更好的沟通和协作 虚拟展示技术可以为建筑师、医院管理人员和其他相关人员提供更好的沟通和协作平台,从而确保项目的成功。各方可以通过虚拟展示技术模拟医院建筑的各个方面,更好地理解和协调,从而减少误解和问题。此外,虚拟展示技术还可以帮助医院管理人员更好地了解病人需求和意见,从而更好地提供服务和医疗。

3.更好的设计和规划 虚拟展示技术可以使设计师更好地了解建筑的物理特性和限制,从而更好地规划和设计建筑。虚拟展示技术可以让设计师更快地验证和优化设计方案,并提高设计的质量和准确性。此外,虚拟展示技术还可以帮助设计师更好地了解病人需求和意见,从而更好地设计医院建筑。

4.提升用户体验 虚拟展示技术可以为病人和医护人员提供更好的体验和服务。例如,虚拟展示技术可以用于模拟手术室、病房和诊室等医疗场景,让医护人员更好地了解和适应工作环境,从而提高工作效率和准确性;同时,虚拟展示技术也可以用于为病人提供更好的医疗信息和教育,提高病人的医疗素养和治疗效果。

5.提高展示效率 虚拟展示技术可以实现效果生动逼真的展示效果,使医院建设的规划和设计更加直观和易于理解。同时,虚拟展示技术还可以为医院的宣传和推广提供更好的支持。

6.多样性 虚拟展示技术具有多样性,可以根据不同的应用场景和需求进行定制化设计和开发。这样,医院可以更好地满足病人和医护人员的需求和期望。

7.互动参与型 虚拟展示技术具有互动参与型,可以让医护人员和病人更好地参与到医院建设中,从而提高建设的参与度和认同感。这样,医院可以更好地与病人和医护人员建立良好的关系,提高服务质量和医院品牌知名度。

8.提高数据精度 虚拟展示技术可以实现对医院建设数据的快速和准确采集与分析,从而提高数据精度和分析结果的可靠性。这样,医院可以更好地了解病人和医护人员需求,从而更好地提供服务和医疗。

(二)缺点

1.技术限制 虚拟展示技术需要先进的硬件和软件支持,这可能导致技术限制或成本过高。例如,虚拟展示技术需要高性能的计算机、显卡和显示器等硬件设备,这可能需要较高的投资和维护成本。

2.环境限制 虚拟展示技术需要特殊的环境和设备,这可能限制其使用范围。例如,虚拟展示技术需要较大的空间和良好的灯光和声音环境,这可能需要一定的场地和设备支持。

3.技术成本要求较高 虚拟展示技术需要较高的技术成本,包括硬件设备、软件开发和维护等方面。但是,随着技术的不断发展和普及,虚拟展示技术的成本也在逐渐降低。

4.可能存在信息不准确的问题 虚拟展示技术基于建筑师、设计师和医院管理人员的设计和规划,可能存在信息不准确的问题。这可能导致虚拟展示技术与实际情况存在一定差距,从而影响医院建设的质量和效果。

四、工艺流线模拟分析在医院建设项目中的应用

在医院建筑建设过程中,使用工艺流线模拟分析是一种常用的方法。这种方法可以将医院内部的空间布局和工作流程模拟出来,以便更好地理解医院内部的运作方式并优化医疗服务流程。然而,该方法也存在以下优缺点。

(一)优点

1.更好地理解医院内部的运作方式 使用工艺流线模拟分析可以通过建立模型,模拟医院内部的各个区域的空间布局和工作流程,帮助医院更好地了解医院内部的运作方式。例如,模型可以帮助医院了解某个区域的工作效率、病人流量以及资源利用率等信息,从而发现和解决问题。此外,该方法还可以揭示医院内部运作方式的本质,为优化医疗服务流程提供了科学依据。

2.优化医疗服务流程 工艺流线模拟分析可以通过对模型的优化,优化医疗服务流程,提高工作效率和病人满意度。例如,模型可以通过调整某个区域的工作流程或者资源配置,提高该区域的工作效率和病人满意度。此外,该方法还可以为医院提供具体的优化方案,指导医院如何改进医疗服务流程,提高医疗服务质量。

3.预测医院内部的运作情况 使用工艺流线模拟分析可以预测医院内部的运作情

况,提前采取措施避免问题的出现。例如,模型可以通过预测未来某个时间段的病人流量,预测某个区域的资源利用率是否合理,从而提前采取措施,避免出现问题。此外,该方法还可以为医院提供数据支持,帮助医院更好地了解医院内部的运作情况,为决策提供依据。

4. 降低医院建设和运营的成本　工艺流线模拟分析可以降低医院建设和运营的成本,提高经济效益。例如,模型可以通过优化医疗服务流程,减少人力和物力资源的浪费,从而降低医院的成本。此外,该方法还可以为医院提供节约成本的方案,帮助医院更好地控制经济风险。

(二)缺点

1. 需要大量的数据和信息支持　使用工艺流线模拟分析需要大量的数据和信息支持,数据的准确性和完整性对结果影响较大。例如,模型需要准确的病人流量、医护人员数量、设备利用率等数据,才能准确地模拟医院内部的运作情况。因此,医院需要花费大量的时间和精力来搜集和整理数据。

2. 对模型建设人员的技能和经验要求较高　使用工艺流线模拟分析对模型建设人员的技能和经验要求较高,模型建设周期长。例如,模型建设人员需要具备相关的建模和数据分析技能,才能准确地构建模型。此外,模型建设过程中还需要不断调整和优化模型,需要具备丰富的实践经验。

3. 模型建设过程中出现的问题需要及时解决　模型建设过程中出现的问题需要及时解决,否则会影响模型的准确性。例如,如果模型中的某些数据有误,需要及时修正,否则会影响模型的预测结果。因此,模型建设人员需要具备及时解决问题的能力和技巧。

4. 模型建设过程需要高昂的成本投入　使用工艺流线模拟分析需要高昂的成本投入,包括数据采集、模型设计和建设等方面。例如,模型建设需要消耗大量的时间和人力资源,需要一定的投资。因此,医院需要认真考虑是否值得投入这些资源。

五、高峰值测算

高峰值测算是指在某个时间段内,某一项或几项指标达到最高点的状态。在医院建设中,高峰值通常是指就诊人数、治疗量等方面的峰值。基于高峰值测算与优化进行探讨,可以得到以下的优点和缺点。

1. 优点　帮助医院管理者更好地了解医院每个时间段的繁忙程度,进而合理安排人员和资源,提高医院的运营效率;为医院规划和建设提供重要参考依据,使得医院建设更加符合实际需求;通过高峰值测算,可以及时发现并解决医院运营中可能出现的问题,保障就医者的权益和安全。

2. 缺点　高峰值测算需要大量的数据支持,而医院往往存在数据不完备、数据质量不高等问题,影响了高峰值测算的准确性;高峰值测算只能反映现有的状况,无法预测未来的变化,因此,医院需要根据实际情况和预测进行合理规划。

参考文献

[1]吴丽萍.综合医院基建工程造价控制措施探讨[J].工程与建设,2022,36(6):1856-1859.

[2]姚国圣,苏鹏,郭玫.医院基建项目全过程管理中的控制要点及具体措施[J].中国医院建筑与装备,2022,23(11):46-49.

[3]曲静,张永卿.浅谈医院基建审计档案内部控制[J].经济师,2022(11):106-107.

[4]赵颖."互联网+"背景下医院基建档案信息化建设路径分析[J].黑龙江档案,2022(5):59-61.

[5]杨西.医院基建工程项目进度、施工进度与施工质量综合优化研究——以A医院基建工程项目为例[J].房地产世界,2022(18):88-90.

[6]鲜林均.综合医院基建工程项目施工管理探索[J].中国建筑金属结构,2022(9):114-116.

[7]何琪.基于医疗工艺设计的三级甲等医院发热门诊设计研究[D].沈阳大学,2021.

[8]王欣路.大型综合医院建筑设计管理优化研究[D].沈阳建筑大学,2021.

[9]沈鑫博.基于服务设计理念的儿童医院门诊部导向标识系统设计研究[D].江西财经大学,2021.

[10]赵爽.医院人文建设中艺术与医学融合的疗愈空间研究[D].兰州理工大学,2021.

[11]周岳亮.新基建时代智慧医院建设面临的机遇和挑战[J].中国新通信,2020,22(23):236-237.

[12]庞玉成,李宝山,曹高芳等."新基建"背景下我国医院基础设施建设发展及对策[J].建筑经济,2020,41(10):24-29.

[13]刘琼.医院基建档案数字化管理模式创新[J].城建档案,2020(8):30-31.

[14]吴梦强,叶元武,邱鹏等.医院代建工程项目现状移交实践与探索[J].现代医院,2020,20(4):564-567+571.

[15]葛骁.医院基建工程项目进度与质量控制管理对策研究[J].居舍,2020(1):137.

[16]王茂清.全面实行标准化管理 建设高质量后勤服务保障体系[J].区域治理,2019(31):4-6.

[17]朱江.SY医院住院楼手术室改造工程项目进度与质量管理研究[D].电子科技大学,2019.

[18]苏利.公立医院基建项目风险管理问题研究[D].北京建筑大学,2018.

[19]季超.基于医疗工艺的业主方医院建筑设计管理研究[D].北京建筑大学,2018.

[20]于露.基于医疗工艺流程的大型综合医院的功能布局设计研究[D].山东建筑大学,2018.

[21]尹项迎.基于认知心理学的儿童多维就医信息引导设计研究[D].河北工业大

学,2017.

[22]何静,刘学明.医院后勤一体化管理初探——北京协和医院西院区管理实践[J].中国医院建筑与装备,2017,18(8):51-52.

[23]汪彧萱.建筑外立面夜景照明建筑化设计与应用研究[D].西安建筑科技大学,2017.

[24]祝磊.论医院建筑空间的标识系统设计[J].山东农业工程学院学报,2016,33(10):146-147.

[25]周峰.医院建筑的屋顶绿化设计[D].聊城大学,2016.

[26]杨斌,李文延.后勤社会化条件下的医院环境管理实践[J].中国医院建筑与装备,2014(11):76-77.

[27]赵婧.医院园林绿化规划设计探讨[J].现代园艺,2013(18):142.

[28]何波辉.S医院川港康复科技综合大楼建设项目管理研究[D].西南交通大学,2013.

[29]王余青.公立医院大项目基建财务管理刍议——兼谈政府投资项目财务风险控制[J].现代商业,2012(5):203-204.